Walden Partners Berlin

Otto Stummer

Ultrakurzzeit-psychotherapie

Einfache Heilung von Ängsten, Depression und psychosomatischen Beschwerden mithilfe der psychoregulatorischen Satztechnik

Herausgegeben von Harald A. Mieg

Walden Partners Berlin

Herstellung und Vertrieb: tredition GmbH, Hamburg

ISBN
Paperback: 978-3-9819965-0-0
e-Book: 978-3-9819965-1-7

Verlag: Walden Partners, Verlag von Schröter + Mieg GbR, Berlin

Printed in Germany

Inhalt

Vorwort und kurze editorische Einführung

Otto Stummer, ein passionierter Nervenarzt und Psychotherapeut, der zuletzt in München lebte, entwickelte einen völlig neuen Ansatz der Kurzeittherapie, den er über vierzig Jahre hinweg radikal vereinfachte. Die Texte, die hier zu einem Buch zusammengefasst sind, schrieb er für seine Patienten. Dr. Stummer starb, bevor er sein Buch veröffentlichen konnte. Nur einen Namen für seinen Therapieansatz hatte er noch gefunden: Psychoregulation. Marlene Stummer, seine Witwe, hat mich gebeten, die vorliegenden Textteile zu ordnen und zu veröffentlichen.

Wie ich zu Otto Stummer kam

Dr. Stummer habe ich noch persönlich kennengelernt. Er hat bis ins hohe Alter praktiziert. Während meines Psychologiestudiums absolvierte ich bei ihm ein Praktikum, und das kam so:

Für mein Studium war ich viel im Ausland unterwegs. Wenn ich meine Mutter anrief, war immer eine Frage: Wen könnte sie einladen, um bei ihr zu übernachten? Sie bewohnte ein großes Haus, in dem sie auch ihre Zahnarztpraxis führte, das sich aber nach Auszug der Kinder allmählich geleert hatte. Sie graute sich, nachts allein in diesem Haus mit seinen leeren Räumen zu bleiben, und lud Freundinnen oder uns Kinder zum Übernachten ein. Bei einem Telefonat berichtete sie mir von einem ihrer Patienten, einem Psychiater, der ihr seine Hilfe angeboten hatte. Sie müsse nur Sätze von einem Zettel laut vortragen. Sie bat mich um Rat, was ich davon hielte. Ich ließ mir am Telefon den Zettel vorlesen - und war entsetzt. Unverantwortlich! war meine erster Gedanke. Ich riet entschieden ab. Ich hielt diese Zetteltherapie für Humbug, ja für einen Witz.

Bei nachfolgenden Telefonaten fiel mir auf, dass meine Mutter gar nicht mehr erwähnte, wen sie denn zum Übernachten eingeladen hatte. Irgendwann fragte ich vorsichtig nach. Meine Mutter erläuterte, sie sei allein und das sei kein Problem. Im Übrigen habe sie den Zettel des Dr. Stummer gelesen. Daran glaube sie aber nicht, das Ganze habe ohnehin nichts geholfen, sie habe das Zettellesen dann auch sein lassen. Meine Mutter sprach, als hätte sie nie das Problem gehabt, nachts allein zu bleiben. Schon der Gedanke schien ihr abwegig zu sein. Ich war ziemlich erstaunt. Ihr Problem, in diesem Haus nicht allein übernachten zu können, hatte meine Mutter und ihren Bekanntenkreis sowie uns als Kinder über Jahre hinweg viel Zeit und Mühen gekostet. Und innerhalb von einer Woche sollte das ganze Problem verschwunden sein? Ich wollte diesen Dr. Stummer und den Therapieansatz unbedingt kennen lernen.

Ein höchst effizientes Verfahren

Das Einzigartige des Stummerschen Ansatzes der Psychoregulation liegt in seiner Effizienz:

- Es handelt sich um eine (Ultra-)Kurzzeittherapie. In der ersten Sitzung findet das diagnostische Gespräch statt, in der zweiten Sitzung werden die Patienten mit dem therapeutischen Instrument - der Satztechnik - vertraut gemacht. Ab der dritten Sitzung erfolgt im Idealfall die Nachbetreuung.
- Das Verfahren ist vollständig standardisiert. Die Patienten bekommen bestimmte Sätze "verschrieben", die sie mehrmals täglich laut lesen - "inszenieren" - müssen. Das therapeutische Instrument besteht aus einem Blatt, auf dem die Sätze stehen.

Es gibt etwa sechs Versionen, d.h. die Psychoregulation kennt bis zu sechs Diagnoseklassen, z.B. Depressionen, Sucht, Asthma.... Ansonsten genügten drei bis vier veränderliche Größen: der Rufname des Patienten bzw. der Patientin als Kind; die wichtigste Bezugsperson (früher, heute); das wichtigste Krankheitssymptom.
- Das Verfahren ist außergewöhnlich effizient. Nach wenigen Wochen lässt sich feststellen, ob die Therapie "anschlägt".

Otto Stummer hatte sich und seinen Patienten zuliebe seine Therapie weiterentwickelt, hat sie vereinfacht und schließlich standardisiert. Er hat mehrere tausend Fälle behandelt - und meist kamen zu ihm die Patienten, an denen andere Psychiater gescheitert waren. Stummer schrieb auch über seinen Ansatz. Doch diese Texte richteten sich nicht ans Fachpublikum, sondern waren stets Teil der Therapie. Dies gilt sogar für sein Modell von der Entstehung der neurotischen Angst durch "krankhaftes Grübeln". "Grübeln" war das Schlüsselwort, mit dem er für seine Patienten den krankmachenden Mechanismus erläuterte. Zudem verwendete er Diagramme, um seinen Patienten das Verständnis für seinen Therapieansatz zu erleichtern. Für die Therapie setzte Stummer bereits in den sechziger Jahren Super-8-Aufnahmen und später Video ein. So hat er nicht nur eine Fülle von Texten, sondern auch in großem Umfang Filmmaterial hinterlassen.

Was wissen wir über die Wirkung von Psychoregulation?

Eine gute Psychotherapie ist so *wenig individuell wie ein gutes Medikament* - das war Otto Stummers Ansatz. Er verschrieb Sätze, so wie andere Ärzte Medikamente verschreiben. Ich selbst habe bei meinem Praktikum bei Dr. Stummer zahlreiche Therapiezettel erstellt.

Das war nicht viel Arbeit: einzutragen waren Rufname als Kind, wichtigste Bezugspersonen und heutiges Leiden. Umso erstaunter war ich, wie die meisten Patienten reagierten. "Das ist mein Leben!" so oder ähnlich äußerten sich viele. Oft bebte die Stimme. Ich erlebte emotionale Zusammenbrüche. Meist kamen die Patienten über das Lesen der ersten Sätze nicht hinaus, es nahm sie zu sehr mit. Für Stummer bedeutete dies die Arbeit mit dem Widerstand.

Die Entwicklung der Psychoregulation ist eng mit der Person von Otto Stummer verbunden. Er war völlig frei vom Helfersyndrom, er wollte nicht mitleiden, er wollte stattdessen die Leute schnell wieder aus der Praxis raus haben. Sein Herangehen war nicht, das seelische Leiden einer Person als Teil von deren Individualität zu verstehen und auf diese Weise eine Persönlichkeitsentwicklung anzustoßen. Sein Ansatz war eher vergleichbar mit Seuchenbekämpfung: Ängste und Depressionen mussten rasch behandelt werden, damit von den Kranken nicht noch mehr andere Personen "heruntergezogen" und zu unreifem Verhalten verleitet würden. Kurzum: damit nicht noch andere Leute sich ansteckten.

Wenn ich den Kern der Psychotherapie auf einen Nenner bringen sollte, so würde ich es so ausdrücken: es geht darum, dass Menschen rasch die Kontrolle über sich wiedererlangen. Stummer sprach mit mir einmal über den Dank bzw. Undank der Patienten: Es ist fast ein gutes Zeichen, wenn Patienten nicht dankbar sind, sondern die Veränderung zum Guten sich selber zuschreiben oder im Nachhinein als Kleinigkeit betrachten - so wie meine Mutter. Dann haben sie ihr Leben wieder im Griff.

Ich selber bin schon zu lange aus dem Fach Psychologie raus, um ein fundiertes Urteil abgeben zu können. Wenn ich die Psychoregulation in die Welt der Psychotherapien einordnen sollte, würde mein Versuch lauten: psychodramatische paradoxe Intervention mit psychoanalytischem Einschlag. Psychodramatisch ist das Sätzelesen. Paradoxe Intervention bedeutet: die Patienten müssen machen wollen, was sie eigentlich zu vermeiden suchten: sich in Angst begeben, leiden etc. Stummer sprach weder von Kontrolle noch von paradoxer Intervention oder gar "sekundärem Krankheitsgewinn". Sein fachlicher Begriffsapparat stammte aus der Psychoanalyse, darin war er ausgebildet worden. Im Grunde ging Stummer von Angst und Depression als Grunderkrankung aus: Depression bedeutet, sich künstlich Not einzureden, Stummer sprach von "Grübelnot"; diese Not macht Angst. Stummers Therapieansatz war: Nöte und Angst unbedingt bejahen! Denn bejahte, gewollte Not macht kein Angst.

Auch die Film- und Videoaufnahmen dienten unmittelbar der Therapie und weniger der Dokumentation. Viele der Aufnahmen wirken wie schlechte Vorher-Nachher-Werbung für Haarwuchsmittel oder Abnehmpräparate (vgl. Beispiel auf S. 120-122). In einer ersten Sequenz sieht man die Person im diagnostischen Gespräch, mit Selbstmordgedanken, verzweifelt oder kaum der Artikulation fähig. In einer zweiten Sequenz, in der Regel wenige Wochen später sieht man dieselbe Person strahlend oder einfach nur mit neuem Lebensmut ausgestattet. Man hört Dr. Stummer fragen: zu wie Prozent fühlen Sie sich gesund? Oft liegen die Antworten bei 70 %, aber fast immer bringen die Personen zum Ausdruck, dass sie ihr Leben wieder selber in die Hand genommen haben.

Neben der kontrollierten Neuausrichtung dienen die Aufnahmen der Konfrontation der Patienten mit sich selber. Die erste diagnostische Sitzung bedeutete für die Patienten oft eine *Selbstkonfrontation* im Video. In Stummers Sprechzimmer standen ein großer Fernsehen und eine Kamerainstallation. Einen beträchtlichen Teil meiner Arbeit für Stummer machte die Einrichtung und Bedienung dieser Technik aus. Sehr eindrücklich fand ich, wie eine Magersüchtige beim ersten Betreten des Sprechzimmers auf ihr Videobild zulief. Wegen ihrer Magerkeit hatte sie sich stark geschminkt, ihr Gesicht wirkte wie eine Goldmaske.

Kann man den Erfolg der Psychoregulation abschätzen? Stummer schrieb, dass etwa 1/3 der Patienten die Behandlung sofort abbrechen, d.h. sie kommen nach der einführenden diagnostischen Sitzung nicht wieder. Von denen, die sich behandeln ließen, können etwa drei Viertel als geheilt gelten. Insgesamt ergibt das eine Erfolgsquote von mindestens 50 % - Abbrecher miteinberechnet. Das mag wenig erscheinen. Ich hatte in den 1990er gelesen, dass die Spontanremission von psychischen Erkrankungen bei eben rund 50 %, d.h. die Hälfte der psychischen Erkrankungen verschwindet über kurz oder lang von selber wieder. Vor diesem Hintergrund kann man die Besonderheit der Psychoregulation in ihrer Effizienz und der Beschleunigung sehen: nach spätestens zwei Wochen sieht man, ob die Therapie wirkt.

Otto Stummer hat die Effizienz-Optimierung so weit getrieben, dass er zum Beispiel Flugängste nurmehr am Telefon behandelte (und vermutlich auch nicht mehr abrechnete). Er teilte dem Patienten, der Patientin einen einzige Satz mit, der über Tage hinweg laut gesprochen und geübt werden musste: "Ich will einsteigen, abstürzen und tot sein."

Einige Randbedingungen des Verfahrens möchte ich noch erwähnen, die Einfluss auf den Therapieerfolg genommen haben mögen. Da wäre erstens die Person Dr. Stummer. Er wirkte absolut vertrauenswürdig. Ich erlebte ihn, wie er die Magersüchtige mit den Worten begrüßte: "Hier dürfen Sie sich zu Tode hungern." Er sagte dies in vollem Ernst, nichts Zynisches oder gar Abwertendes klang mit. Ich selber würde mir nicht trauen, Ähnliches zu jemandem zu sagen. Zweitens, in seinem Bestreben, die Patienten möglichst schnell auf eigene Beine zu stellen und wieder aus der Praxis rauszubekommen, überantworte er sie nach einer Weile seinem Patientennetzwerk zur "Nachsorge". Die Magersüchtige war arbeitslos geworden, und Dr. Stummer wurde sogleich als Jobvermittler aktiv: noch während der Erstaufnahme rief einen seiner früheren Patienten an und handelte aus, dass die Patientin dort ein Vorstellungsgespräch erhielt. Auf diese Weise kam es, dass einige Patienten eigene Netzwerke bildeten und sich sogar für Besprechungen in den Praxisräumen von Dr. Stummer trafen.

Zu seinem therapeutischen Gesamtbild gehört auch seine einfache, bildliche, aber eigentümliche Sprache, die bereits in den 1980er Jahren leicht altertümelnd klang: Stummer sprach von "Beziehungspersonen" (nicht Bezugspersonen), von "Eheverhältnis", von Gott und Teufel, von "Versündigung" und "Liebessucht". Mein Eindruck war, dass manche Patienten zwar erst irritiert waren, sich aber dann gut eindenken konnten. Kein Wunder, dass Otto Stummer unter den Kollegen recht isoliert schien. Stummer schrieb und sprach für seine Patienten. Für die Fachwelt hat sich Dr. Stummer nie interessiert, er sah sich als Erfinder der "paradoxen Intervention", deren Idee Viktor Frankl ihm bei der gemeinsamen Arbeit in Wien "abgeschaut" habe. Schon um der Patienten willen, so mein Eindruck, vermied er die Auseinandersetzung mit der Fachkollegenschaft.

An wen richtet sich das Buch?

Die Herausgabe dieses Buches ist ein Vermächtnis. Es geht mir darum, gelungene professionelle Arbeit der Psychotherapie bekannt zu machen und in Erinnerung zu bewahren. Der Leser, die Leserin mag die Satztechnik ausprobieren, sei es zur Selbsttherapie, sei es zur professionellen therapeutischen Arbeit. Ich selber bin inzwischen von dem Fach zu weit weg, um eine fachliche Einordnung und entsprechende Werbung für die Psychoregulation nach Dr. Stummer zu machen. Ich würde begrüßen, wenn sich die wissenschaftliche Forschung mit der Arbeit von Dr. Stummer befasst.

Aufgrund seiner starken Patientenorientierung sollten die Texte von Otto Stummer für ein breiteres Publikum von Interesse sein. Seine Aufmerksamkeit galt insbesondere den Angehörigen von psychisch Kranken, da sie in manchen Fällen Teil des Krankheitsbildes sind und meist durch die Krankheit ihrer Angehörigen starken Belastungen ausgesetzt werden. In diesem Zusammenhang ist das Kapitel über menschliche Reife zu sehen, das den Abschluss der des Manuskripts bildet. Neben der Satztechnik gehören die Ausführungen Stummers zu Reife und dem Geben von Liebe zu den besonders eindrücklichen Teilen seines Werkes.

Harald A. Mieg, Berlin, Juni 2018

Editorische Anmerkungen: Ich habe versucht, die redaktionellen Eingriffe in den Text gering zu halten. Ich habe die Rechtsschreibung aktualisiert und die Textstruktur deutlicher gemacht, jedoch zum Beispiel darauf verzichtet, sprachlich Geschlechterneutralität herzustellen. Ich habe alle Namen von Patientinnen und Patienten geändert. In früheren Texten hat sich Stummer explizit mit anderen psychiatrischen Werken und Ansätzen befasst. Diese Ausführungen hat er für die letzte Fassung seines Manuskriptes getilgt, vermutlich weil sie für Patienten wenig aufschlussreich sind. In diesem Sinne habe ich noch verbliebene Literaturverweise gelöscht, für Nichtfachleute wären sie unbedeutend, für Fachleute würde die Auswahl seltsam wirken.

Einleitung: Mein Weg

Stellen Sie sich vor, Sie befinden sich seit Jahren wegen Ihres Asthmas in Behandlung und Ihre neue Hausärztin empfiehlt Ihnen einen Psychiater, den sie kennt. Sie lassen sich nach reiflicher Überlegung einen Termin geben, schaffen es jedoch erst im zweiten Anlauf, den Psychiater tatsächlich aufzusuchen. Denn seine Praxis liegt im ersten Stock, einen Aufzug gibt es nicht, und die panische Angst vor einem neuerlichen Anfall lässt jede einzelne der Stufen zur Qual werden. Sie haben es also geschafft und sitzen bei diesem Psychiater, einen vertrauenserweckenden, älteren Herrn. Doch nach kurzer Unterredung bittet er Sie, wieder aufzustehen, bringt Sie ins Treppenhaus und fordert Sie ohne weitere Umschweife auf, die Treppe bis ins dritte Stockwerk hinaufzuhetzen, und zwar um einen Anfall zu bekommen! Damit nicht genug, Sie sollen beim Laufen laut rufen: "Ich will Luftnot haben!" Es soll möglichst überzeugend klingen. Wie wenn Sie ein Publikum von ihrem Asthma überzeugen müssten...

So schilderte einer meiner Patienten seinen Einstieg in Psychoregulation, die ich Ihnen in diesem Buch vorstellen möchte. Keiner der Asthma-Patienten, die ich die Treppen hinauf schickte, hat hierbei einen Anfall erlitten. Alle machten dieselbe Erfahrung: sie bekamen - oft zum ersten Mal in ihrem Leben - die Angst ein Stück weit "in den Griff". Die kurze Schilderung von der Treppenpartie soll die Grundidee der Psychoregulation verdeutlichen: *vor etwas, das man selber will, kann man keine Angst haben*. Krankmachende, pathologische Ängste sind "hausgemacht". Die Psychoregulation hilft, indem meine Patienten lernen, ihre selbstgemachten, *künstlichen Nöte zu bejahen*. Die Angst steht am Anfang vieler, wenn nicht gar aller seelischen Leiden. Dies gilt nicht nur für spezifische Ängste und Phobien, Stottern oder Schlafstörungen, sondern auch für alle Formen von Depressionen und insbesondere Wahnvorstellungen.

Ich habe in meiner Praxis inzwischen mehrere tausend Patienten behandelt. Nach zweitausend Fällen habe ich aufgehört zu zählen, es dürften wohl insgesamt sechstausend Einzeltherapien werden. Die Erfolge dieses einfachen Ansatzes haben mich am Anfang selbst verblüfft und spornten mich an, mein Verfahren bei jedem Patienten weiterzuentwickeln. In den vierzig Jahren Behandlungspraxis ist es mir gelungen, dieses etwas seltsam anmutende Therapieverfahren zu standardisieren. Wie andere Ärzte Medikamente verschreiben, so verschreibe ich das laute Lesen bestimmter Texte. Diese sogenannte *Satztechnik* bildet das Herzstück der Psychoregulation. Heute kann jeder Psychotherapeut, der eine Atmosphäre des Vertrauens zu seinen Patienten aufzubauen vermag, die Satztechnik mit schnellem Erfolg anwenden. Ja, auch Sie als Leserin oder Leser können sich selbst hilfreiche Sätze verschreiben. Über das Vorgehen und die nötigen Voraussetzungen berichte ich im zweiten Kapitel dieses Buches.

Der große Vorteil der Psychoregulation ist - neben der Standardisierung - ihre Kürze. Der Erfolg lässt sich sehr rasch beurteilen. Eine Behandlung mit Psychoregulation benötigt in der Regel fünf bis zehn Sitzungen. Kleinere Ängste, z.B. Flugangst oder Prüfungsängste, behandle ich oftmals per Telefon. Meist ist allerdings eine längere Nachbetreuung zu empfehlen, um das Erreichte zu fixieren. Zumal der Patient meist in seiner alten Umgebung weiterleben muss und damit krankmachenden Einflüssen ausgeliefert ist.

Jeder Mensch ist eingebettet in ein ganzes System zwischenmenschlicher Beziehungen. In den langen Jahren meiner psychotherapeutischen Tätigkeit habe ich gelernt, die Bedeutung von Beziehungspersonen für die Aufrechterhaltung von Ängsten zu verstehen. Mit ihren künstlichen Nöten verfolgten die Patienten stets das gleiche Ziel: liebende Zuwendung von Beziehungspersonen zu erhalten. Darüber werde ich ausführlicher im zweiten Kapitel berichten.

Am Ende diese Buches, in meiner Schlussbetrachtung, werde ich auch auf *menschliche Reife* und Partnerschaften zu sprechen kommen. Reife Menschen können ihrer Umgebung Liebe schenken, ohne dabei auf ihren eigenen Vorteil bedacht zu sein. Durch Unreife kommt viel Leid in die Welt. Die Psychoregulation möchte dazu beitragen, dass mehr Menschen die Chance erhalten, in ihrer Persönlichkeit zu reifen.

Wie ich zu meiner Methode kam

Es liegt zwar schon fast 70 Jahre zurück, aber ich erinnere mich noch genau an eine Szene aus meiner Jugend in Österreich. Mein Vater lehrte uns Kinder, wir waren vier Geschwister, im Alter von 3 bis 9 Jahren, vor der Angst zu bestehen. Einmal setzte er uns einen Schilling aus für den Fall, dass wir den Mut hätten, in den eiskalten Inn hineinzuspringen. Es war März, und auf dem Fluss trieben die Eisschollen, aber keiner von uns drei Älteren mochte zurückstehen. Wir sprangen vom hinteren Ende eines Bootes der Reihe nach ins Wasser und kamen krebsrot und vor Kälte zitternd heraus. Unsere Mutter trocknete uns gleich ab und bettete uns in die Märzsonne. Keiner von uns erkältete sich.

Sehr früh habe ich daraus gelernt, dass vieles auf Einbildung und vorgestellten Nöten beruht, und dass man sich mit der Bejahung zur bestehenden Not überwinden kann. Für meine Jugendzeit spielte das innere Ja-Sagen eine große Rolle. Es gab damals noch nicht das "positive Denken" als Modeerscheinung. Aber unser Vater stellte dieses positive Handeln in den Mittelpunkt unserer Erziehung, die mein ganzen Leben prägte.

Durch den Krieg unterbrochen, studierte ich in Wien Medizin. Danach begann ich meine Facharztausbildung als Nervenarzt. 1947, noch während meiner Ausbildungszeit an der Nervenheilanstalt "Rosenhügel" in Wien, übertrug mir Prof. Stransky einen Patienten zur psychotherapeutischen Behandlung. Durch diesen Fall kam ich zu der Methode, die ich heute noch anwende. Ich möchte ihn Ihnen deshalb ausführlich schildern. Es handelte sich um einen Fall von unstillbarem Erbrechen - "unheilbar" hieß es. Als ich die Diagnose las, verließ mich der Mut. Ich hatte in den vergangenen Monaten bereits zwei solcher Fälle in der Klinik beobachten können. Beide Patienten mussten förmlich verhungern. Am nächsten Tag sah ich den Patienten persönlich. Um 10 Uhr morgens wurde er, von zwei Pflegern gestützt, zu mir gebracht. Laut Krankengeschichte hatte sein Gewicht bei einer Größe von 1,85 Meter vor einigen Tagen noch 50 Kilo betragen. Der Mann bot ein erbarmungswürdiges Bild: nur noch Haut und Knochen. Sein Kopf erinnerte an einen Totenschädel. Die Haut war schilfrig verändert, vollkommen ausgetrocknet und faltig. Das Lebendigste an ihm waren seine großen blauen Augen, die ängstlich zwischen den Pflegern und mir hin- und herhuschten, als wollte er jeden von uns fragen, wie lange er wohl noch zu leben habe.

Ich hatte zunächst wirklich nicht die geringste Vorstellung davon, wie ich diesem Menschen helfen könnte. Aus Verlegenheit beauftragte ich eine Krankenschwester, ein Glas breiiger Kost zu beschaffen. Unter dem Vorwand, sein Erbrechen studieren zu müssen, bat ich den Patienten, den Brei zu trinken.

Der Mann weigerte sich, meiner Aufforderung nachzukommen und machte keinerlei Anstalten, den Brei auch nur anzurühren. Allerdings schielte er, ängstlich auf dem Stuhl kauernd, immer wieder auf das Glas mit dem Brei. Es war offensichtlich, dass der Patient fest davon überzeugt war, unmittelbar nach der Nahrungsaufnahme wieder erbrechen zu müssen. Man sah ihm an, wie er das Erbrechenmüssen verabscheute. Nachdem er wochenlang immer wieder die gleiche Erfahrung hatte machen müssen, konnte ich seine Angst sehr wohl verstehen. Ihn in seinem jetzigen Zustand seinem Elend zu überlassen, ihn gar so wie er war, nach Hause bringen zu lassen, das hätte seinen sicheren Tod bedeutet.

Ich wiederholte also meine Aufforderung mit einigem Nachdruck. Der Mann griff nun geradezu mit Todesverachtung nach dem Glas mit dem Brei und schüttete die Hälfte des Inhalts in seinen Schlund. Den Rest stellte er gleich wieder beiseite und griff sofort nach der Brechschale. Leicht nach vorne gebeugt, hielt er die Schale vor seinen Mund. Man sah deutlich, wie er in seinem Inneren verzweifelt gegen das Erbrechen ankämpfte. Ein schrecklicher Anblick fürwahr, der selbst den zu völliger Hilflosigkeit verurteilten Zuschauer in Panik versetzen musste. Der Mann krümmte sich, würgte - und mit einem Ruck hatte er den Brei wieder von sich gegeben.

Ich beobachtete den Patienten, wie er immer wieder nach dem Glas mit dem Brei schielte, als ob er Angst hätte, noch einmal davon zu trinken und wieder erbrechen zu müssen. Nun war ich mir sicher: Die Angst selbst war es, die das Erbrechen auslöste, und ich dachte mir insgeheim: Wenn ich ihm bloß die Angst nehmen könnte, dann würde auch das Erbrechen vielleicht ein Ende haben.

In diesem Augenblick fand ich zu einer guten Idee. Ich erkannte auf der Stelle den Weg zu einer neuen Psychotherapie. Ich musste den Mann dazu bringen, erbrechen zu wollen. *Denn vor etwas, was man wirklich will, so dachte ich mir, kann man keine Angst haben.*

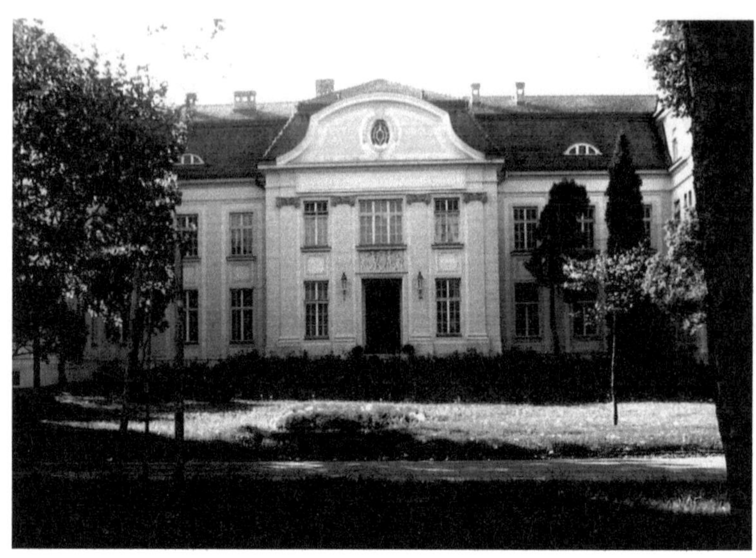

Abbildung 1: *Nathaniel Freiherr von Rothschild'sche Stiftung für Nervenkranke – Neurologisches Zentrum der Stadt Wien – Rosenhügel.* Nathaniel Freiherr von Rothschild vermachte in einer testamentarischen Verfügung anno 1900 einen Teil seines Vermögens zur Errichtung einer Anstalt für mittellose Nervenkranke. 1912 konnten die ersten Kranken behandelt werden. Nach dem zweiten Weltkrieg arbeitete hier Dr. Stummer als Assistenzarzt. Foto: Magistrat der Stadt Wien, 1998.

Ich sagte vor einer Reihe von neugierigen Schwestern zu dem Patienten: "Ich kann Ihnen helfen", und wunderte mich gleichzeitig über die Festigkeit in meiner Stimme. "Das kann ich aber nur, wenn Sie mir genau folgen: Heute essen Sie nichts mehr. Morgen früh aber trinken Sie Ihren Kaffee in einem Zug hinunter. Ich kann Ihnen aber nur wirklich helfen, wenn Sie genau das tun, was ich von Ihnen verlange. Im Anschluss daran, und dies bezeichnete ich als absolute Notwendigkeit, erbrechen Sie den Kaffee sofort und willentlich. Der Kaffee muss wieder raus. Für alles andere, was Sie im Laufe des Tages zu sich nehmen, gilt dasselbe. Halten Sie sich unbedingt daran: Was rein geht, muss wieder raus." Dann wurde der Patient in Begleitung mit dem Wagen nach Hause gebracht.

In den folgenden Wochen hörte und sah ich von dem Patienten zu meinem Kummer nichts mehr. Ende September desselben Jahres, ein paar Wochen nachdem ich den Patienten zuletzt gesehen hatte, und ich zufällig in demselben Behandlungsraum wie damals saß, klopfte es an die Tür und auf mein "Herein!" trat mir ein kräftiger und gut genährter Mann entgegen. Lächelnd begrüßte er mich, als seien wir alte Freunde. Im Arm trug er eine Papiertüte mit Obst. "Aus meinem Schrebergarten!" sagte er, und drückte sie mir lachend in den Arm. Ich hatte keine Ahnung, wer dieser Mann war. Erst als der Fremde mir seinen Namen nannte, und auf den Stuhl wies, auf dem er drei Wochen zuvor so jämmerlich gesessen hatte, erkannte ich ihn wieder.

Ich muss zugeben, es lief mir kalt über den Rücken; denn ich wusste nun, dass ich mit meiner Erkenntnis Recht hatte. Ich bin ihm heute noch dankbar, dass er meiner Anordnung Folge leistete, war er doch der Fall, mit dem ich meine neue Methode gefunden hatte. Letzten Endes hat er sich damit den Dank selbst eingehandelt. Er blieb vor dem Tod bewahrt und hat dadurch vielen, vielen Menschen indirekt geholfen, wieder zu ihrer Gesundheit zurückzufinden. Leider kenne ich nicht einmal mehr seinen Namen.

Damals überprüfte ich meine Patienten danach, ob sich einige für die Anwendung meiner neuen Erkenntnisse eigneten. Tatsächlich befanden sich ein paar darunter. Doch was mich erwarten sollte, war der große Widerstand meiner Patienten. In der Hauptsache waren es Herzneurotiker und einige, die an Asthma bronchiale litten. Diese Fälle erschienen mir für die neue Therapie am geeignetsten. Ihnen erschien jedoch die neue Behandlungsmethode als eine Zumutung. Ich rechnete anfangs freilich nicht mit der Tatsache, dass der Patient seine Neurose nur deshalb hat, weil er sie zur Liebesgewinnung braucht. Gleich der erste Patient, ein Herzneurotiker, zweifelte an meinem Verstand, als ich von ihm verlangte, seine Herzbeschwerden zu bejahen, ja sie unbedingt haben zu wollen. Ein anderer sagte zu mir: "Ich werde mir doch nicht etwas wünschen, was ich nicht haben will, Herr Doktor", und der Dritte meinte, ich würde doch direkt den Teufel an die Wand malen.

Bei zwei Patienten jedoch, die mir von Anfang an viel Vertrauen schenkten, und es wenigstens versuchten, meine Ausführungen zu verstehen, hatte ich relativ raschen Erfolg. Sie verloren beide bereits nach Stunden ihre Herzbeschwerden. Andere wiederum wollten in andere Abteilungen verlegt werden, einer wollte sich gar beim Chef beschweren. Leider konnte auch keiner meiner Kollegen etwas mit meiner Erkenntnis anfangen, ja sie machten sich teilweise sogar darüber lustig. Ich war ihnen deshalb auch gar nicht böse.

Kapitel 1: Ängste - Schlüssel zur Seele

Die neurotische Erkrankung: eine künstliche Not

Eine Neurose ist ein Leidenszustand seelischer Natur, bei dem die krankhafte, pathologische Angst immer die Hauptrolle spielt. Wer an dieser krankhaften Angst leidet, ist ein Neurotiker bzw. ein Neurosekranker. Deshalb sollten wir zuerst von der Angst sprechen.

Angst

Angst ist etwas sehr Natürliches. Angst ist ein Gefühlselement, das dem Menschen hilft, ihm aber auch schaden kann. Die Angst macht den Menschen auf Gefahren aufmerksam. Ohne sie würde er vermutlich sterben.

Die Angst lässt sich vergleichen mit einem Feuer, das dem Menschen dient, solange es von ihm gepflegt wird. Wir müssen unterscheiden zwischen der schützenden, guten Angst und der lähmenden, strafenden Angst. Die erste warnt, mahnt und hilft uns; wie ein Schutzengel wacht sie über uns. Selbst wenn sie uns schockt, steht sie uns dennoch als Helfer zur Seite, z.B. wenn wir nahe daran sind, mit unserem Wagen einen schweren Unfall zu bauen, oder wenn ein Kind zu nahe an ein gefährliches Wasser kommt. Dann erholen wir uns aber meist rasch von dem Schock und lernen aus dem Erlebnis.

Wird die Angst aber stärker, so dass das Feuer sozusagen seine Grenzen überschreitet, dann wird sie für den Menschen gefährlich. Statt zu schützen und zum Lernen aufzufordern, lähmt die Angst und nimmt den Menschen ganz ein. Er muss dann versuchen, die Grenzen zu wahren. Gelingt das nicht, so kann gleichsam ein Flächenbrand entstehen, und die "Seelen-Feuerwehr" muss eingreifen. Bei übergroßer lähmender Angst sind dies die Psychiater und die professionellen Helfer.

Künstliche Not durch Grübeln

Neurosekranke schaffen sich durch Grübeln Angst. Grübeln heißt, sich bewusst Nöte, die belastend sind, aus der Vergangenheit in die Vorstellungswelt zu bringen, Nöte, die gar nicht notwendig wären. Unter diesen Nöten ist alles erlebte Unangenehme, existentiell Bedrohliche zu verstehen, z.B. finanzielle Verluste oder Beleidigungen, aber auch Krebserkrankungen, Partnerverluste oder das Gefühl, verfolgt zu werden.

Der Neurosekranke befasst sich beim Grübeln in übertriebener Weise mit realen Nöten, die zwar wichtig sein können oder es einmal waren, z.B. ein Unfall oder betrogen worden zu sein, aber er nimmt diese viel zu schwer. Er quält sich mit ihnen in übertriebener Weise ab, und zwar so sehr, dass er oft nichts anderes mehr im Kopf hat. Er wiederholt dabei seine Überlegungen immer wieder, wie in einem Karussell, kommt aber nie zu einem brauchbaren Resultat. Dasselbe Resultat erreicht er mit dem Schwernehmen. Ganz ähnlich verfährt der Neurosekranke mit Geschehnissen seiner Erinnerung, besonders seiner Kindheit, die er niemals zu bewältigen scheint, und die ihm Anlass zu Furcht und Angst geben.

Grübeln ist nicht dasselbe wie Nachdenken. Nachdenken, in Gedanken verarbeiten, ist kein Grübeln. Nachdenken ist notwendiges Prüfen. Dabei wägt man das "Ja" gegen das "Nein" ab und findet zu einer Entscheidung. Dieser Vorgang darf nicht zuviel Zeit in Anspruch nehmen, weil er sonst zur Entscheidungsnot und durchaus zur Grübelei führt.

Das Grübeln ist ein Konzentrieren auf die verängstigende *Verneinung* eines Geschehens, eines Gedankens, oder besser gesagt, einer bzw. mehrerer Nöte. Während ein Mensch in der Regel Positives und Negatives überlegen kann, befasst sich der Neurosekranke beim Grübeln immer nur mit negativen Gedanken, mit Vorstellungsnöten. Er erschreckt sich bewusst und verschafft sich mit ihrer ständigen heftigen Verneinung Angst.

Beziehungspersonen

Mit dem Grübeln und dem Schwernehmen verfolgt der Neurosekranke immer das gleiche Ziel: Er will mehr liebende Zuwendung, und er versucht dies dadurch zu erreichen, dass er sich mit seiner künstlichen Not, mit seiner Grübel- und Vorstellungsnot ständig verängstigt. Er sammelt Angst, um sich damit zu *verkindlichen,* kindlich-hilflos und hilfsbedürftig zu machen. Er versucht, mit seiner Angst ein Recht auf Rücksicht, auf liebende Zuwendung, auf Liebe von einer oder auch mehreren ganz bestimmten Beziehungspersonen zu erlangen.

Wenn ein Mensch Angst äußert, sollte man zunächst einmal prüfend fragen: Welche Not hat sich der Mensch gemacht? Hat seine Not ein Recht, d.h. ist sie nur eine Grübelnot oder entspringt sie einer realen Not? Und welche Beziehungsperson spricht er damit an? Will der Mensch sich seine Not selbst beheben oder will er damit einer oder mehreren bestimmten Personen Liebe abfordern? Die Tatsache, dass der Neurosekranke damit jemandem Liebe abzwingen will, gibt er jedenfalls nur ungern zu.

Man muss wissen, dass jede neurotische Angst - wenn nicht gar jede Angst überhaupt - sich an Beziehungspersonen wendet, und zwar sind es immer Vater oder Mutter oder deren Stellvertreter. Dies sind immer die nach den Eltern nächststehenden Personen, z.B. der (Ehe-)partner, Oma oder Opa, Geschwister, Freunde und jeder, der Liebe oder Abhilfe verspricht.

Tritt also bei jemandem eine Angst auf, so ist es richtig, sich sofort zu fragen, an wen richtet er die Angst. Die Beantwortung dieser Frage wird mehr einbringen, als den Grund der Angst zu erforschen.

Sich deprimieren

Manche Neurosekranken lassen kaum eine Not vorübergehen, ohne sich daraus Angst zu produzieren, ja sie werden zu demselben Zwecke keine Gelegenheit vorbeigehen lassen, sich Nöte anderer zu den eigenen zu machen, und oft machen sie aus einer Mücke einen Elefanten, und daraus die sogenannte "liebe Not". Eigentlich gehören alle Grübelgedanken zur lieben Not, weil sie kein Recht haben und missbräuchlich zur Liebesgewinnung ausgebeutet werden. Die liebe Not spielt bei der absichtlichen Erhaltung einer Neurose eine große Rolle.

Oft steigert sich der Grübler mit irgendeiner Not in heftige Erregung, wobei er nicht selten auch reale Not künstlich hochspielt und sich damit deprimiert. Sich deprimieren heißt, sich hinabdrücken, sich in einen kindlichen Verhaltenszustand zu bringen, und bedeutet vor allem, innerlich weinen und klagen.

Ein Mensch, der sich mit seinem krankhaften, pathologischen Fordern nach Liebe deprimiert und zum kleinen Kind regrediert, hat das mehr oder weniger schon immer getan, schon von Kleinkind auf. Er wird von dem unterbewussten Drang beherrscht, sich immer wieder an dieses Verhaltensmuster zu klammern. Er hat das Grübeln schon immer geübt und sich im Laufe seines Lebens daran gewöhnt, als gehörte das Grübeln zum täglichen Leben. Wenn ich diese Einsicht neurotischen Patienten ausführlich darlegte, musste ich mir immer wieder die Bemerkung anhören: "Das muss einem ja erst einmal gesagt werden."

Der Weg in die Neurose

Bei der Entwicklung einer Neurose nehmen die Fürsorger eines Kindes - meist die Eltern - einen besonderen Platz ein. Sie müssen sich vor allem pausenlos darum kümmern, dass dem Schützling nichts zustößt, was ihm Not und Angst machen könnte. Da genügt schon, wenn die Mutter dem Baby die Brust verweigert, oder, wenn es im Bett nicht liegen darf, wie es das möchte. Ist es zu diesem Zeitpunkt durch irgendeine Not bedroht, so wird es diese sofort verneinen und daraus weitere Angst entwickeln. Es wird weinen und klagen und damit Abhilfe und Liebe fordern. Der kleine Erdenbürger wird das machen, was er von Anfang seines Lebens an schon immer getan hat: Er wird die erlebte Not und Angst in seinem Unterbewusstsein speichern, und er wird mit seiner Angst versuchen, liebende Zuwendung zu erreichen.

Der Säugling etwa, der im wesentlichen die Nöte Hunger, Kälte, Einsamkeit verspürt, erhält nach meiner Definition Liebe durch alles, was zur Linderung dieser Nöte beiträgt, also Nahrung, Wärme, Schutz, körperlichen Kontakt, die Zuwendung der Mutter oder einer anderen Beziehungsperson. Liebe ist somit das Lösen von Not.

Bekommt das kleine Kind für seine Angst zu wenig Liebe, so wird es seine Not und Angst steigern. Nähert sich dem Kind eine Not, so wird es sich unbewusst sofort orientieren, ob es zu einer ähnlichen Not schon einmal gekommen ist, und es wird sofort mit Angst reagieren. Je mehr Angst aber das kleine Kind in seinem Unterbewusstsein gespeichert hat, desto mehr wird es sich an der gespeicherten Not und Angst orientieren. Dadurch verängstigt sich das

Kind noch mehr. Ja es kommt von der Angst nicht mehr los. *Dies ist auch der Grund dafür, warum ein Mensch, der sich bemüht, seine Angst ohne Hilfe von außen her zu verlieren oder zu vermindern, sie oft damit nur steigert.*

Die negative Wirkung des Grübelns spielt dabei immer eine bedeutende Rolle, weil der Grübler mit dem Grübeln unbewusst, wenn auch willentlich Angst erzeugt. Kommt es nun bei einem Heranwachsenden oder Erwachsenen zu einem stärkeren Angstzustand, so weiß er damit nichts anzufangen. Die ursprüngliche Angst liegt schon so weit zurück, dass der Ängstliche den Zusammenhang mit früheren Angstzuständen, welcher aber immer vorhanden ist, längst vergessen hat.

Schlimm wirkt sich aus, wenn ein Elternteil oder sogar beide versagen und ihren erzieherischen Pflichten nicht genügen. Verhängnisvoll ist dabei, dass das Kleinkind aufgrund seiner wirklichen Not, z.B. dem Alleingelassensein, ein gutes Recht auf sein Schreien hat, um die Aufmerksamkeit der Mutter zu erreichen. Der Heranwachsende und später der Erwachsene lebt, wenn er durch eine mangelnde Erziehung unreif geblieben ist und Schwierigkeiten bekommt, immer noch in einer tiefen Verbindung mit seiner Mutter, die er kindlich-hilflos um Hilfe anspricht. Er befindet sich aber, wenn er grübelt, nicht mehr in der Not eines kleinen Kindes. Zudem dürfte er mit Hilfe seiner Angst keine Liebe fordern, weil er sich bereits in einem Alter befindet, indem er nur Liebe geben und nicht, wie das kleine Kind, Liebe nehmen darf.

Wir können den Neurosekranken liebessüchtig nennen. Der Neurosekranke verkennt jedoch den Grundsatz, dass nur die schenkende Liebe sich vermehrt und dass das Fordern von Liebe nie Liebe einbringt. Wer nur fordert, ist nicht bereit zu geben. Wer nicht geben will, wird nie erleben, was lieben heißt. Denn Liebe ist das Hilfegeben, das Lösen von Not, die ein anderer leidet. Wer Liebe fordert, weiß also im Grunde gar nicht, was er fordert, weil er es nicht erleben kann. Also kann er auch nie Liebe erhalten.

Das vage Schuldgefühl und das verlorene Schuldbewusstsein

Grübeln muss ein Schuldbewusstsein nach sich ziehen. Der Grübler schafft sich bewusst die Grübelnot, um sich damit die Angst zu erzeugen, die er braucht, um der Mutter oder einer oder mehreren Beziehungspersonen Liebe abzugewinnen.

Dass Grübeln mit schuldhafter Absicht durchgeführt wird, gibt ein Teil der neurotischen Patienten unumwunden zu, während der andere Teil wohl aus Gründen des Widerstandes, den jeder Patient mehr oder weniger zeigt, dies abstreitet, gerade weil dem Grübeln etwas Abfälliges anhaftet. *Sein Schuldbewusstsein verliert der Neurosekranke dadurch, dass er sich mit seiner Grübelnot mehr oder weniger bewusst erschreckt und an sie glaubt.* Der Neurosekranke räumt der künstlichen Not einen Wahrheitsgehalt ein und hält sie für eine berechtigte Not.

Der Neurosekranke ist süchtig nach Liebe, und er will diese nur nehmen, aber er kann kaum welche geben. Schreitet die Neurose voran, so kann der neurotisch Erkrankte bald dies, bald jenes nicht mehr, und er benimmt sich oft wie ein kleines Kind. Man kann dies sehr gut an Menschen beobachten, die sich fortwährend an andere wenden, um einen Ratschlag, einen einfachen Tip zu erlangen. Warum tun sie das, wenn sie es doch auch alleine schaffen könnten? Hier beginnt die Tragödie eines jeden Neurosekranken, denn die Not, die er gebraucht, hat kein Recht, sie ist künstlich.

Aus diesem Grunde gab es bis jetzt kaum einen noch so gutmeinenden oder kompetenten Helfer, der ihm die Angst, die aus solch künstlicher Not heraus entstanden ist, ursächlich hätte nehmen können. Und zwar deshalb nicht, weil man eine Angst immer nur nehmen kann, wenn man zuvor die Not zu nehmen imstande war. Hier handelt es sich jedoch nicht um eine greifbare, sondern um eine Vorstellungsnot, Grübelnot.

Macht sich der Neurosekranke depressiv, so bleibt ihm allein nur die Zuwendung von Beziehungspersonen, d.h., man wird um ihn besorgt sein, man wird ihn mit Medikamenten versorgen und ihn vielleicht in ein Krankenhaus bringen. Jedoch wird er echte Liebe und damit eine wirkliche Hilfe nicht erhalten. Aus genau diesem Grund kann er seine Angst nicht verlieren. Schlimmer noch, er bringt sich ins Gefängnis seiner Angst, die er durch das Grübeln erzeugt hat. Das für eine Korrektur so wichtige Bewusstsein, sich mit dem Grübeln schuldig gemacht zu haben, büßt er ein. Nun muss er sich keine Vorwürfe mehr machen, dass er sich diese Not selbst angeschafft hat.

Mit dieser Umwandlung von künstlicher Not, von Grübelnot zur scheinbar begründeten Not, hat er sich de facto das Recht erzwungen, seine Angst an einen oder mehrere Beziehungspersonen zu richten, denn alleine findet er aus seinem Kerker ohne Hilfe nicht mehr heraus. Hat er das Bewusstsein seiner Schuld eingebüßt, bleibt ihm als Rest ein permanentes armseliges, vages *Schuldgefühl,* für das er keine Erklärung finden kann.

Der Neurosekranke fühlt sich zwar schuldig, er weiß aber nicht warum. Meist sucht er in der Vergangenheit nach Sünden, und er äußert sie dann auch. Man merkt dem Patienten deutlich an, dass er mit den Erklärungen für sein Verhalten nicht einverstanden ist, und er gerät in einen immer stärker werdenden Leidensdruck. Sein Schuldgefühl jedoch drückt ihn immer tiefer in das Gefängnis seiner gesammelten Ängste und stürzt ihn in die Depression.

Der Neurosekranke kann sich die Angst auch selbst nicht nehmen, weil er an seine Grübelnot glaubt und die Wahrheit verdrängt hat. Der Verlust ihres Schuldbewusstseins ist die hauptsächliche Ursache, warum Neurosekranke so sehr ins Leiden kommen, denn sie sind nicht mehr in der Lage, die Grübelnot zu korrigieren.

Der Neurotiker ist wie ein Käfer, der, verführt vom Duft des begehrten Nektars, in die Blüte einer fleischfressenden Pflanze krabbelt, dort in die Falle gerät und verendet. Der Neurosekranke begehrt Liebe und setzt dafür seine Gesundheit, ja sein Leben aufs Spiel.

Zurückerlangen des Schuldbewusstseins

Ein Richter, der sich als stationärer Patient mit einer schweren Depression in einer psychiatrischen Klinik befand, bat mich mit folgenden Worten verzweifelt um Hilfe: "Doktor, können Sie mir nicht helfen? Ich weiß, ich bin schuldig. Ich denke den ganzen Tag darüber nach, komme aber nicht dahinter, warum. Vielleicht ist es, weil ich einmal meine Frau betrügen wollte, ich habe es aber nicht getan."

Der Richter war sich der Tatsache nicht bewusst, dass das Schuldgefühl mit dem Verlust seines Schuldbewusstseins zusammenhing. Ich erklärte ihm: "Mit dem Schuldgefühl wird der Neurosekranke von der Natur für das Grübeln mit der daraus entstehenden Depression bestraft. Er benimmt sich dabei schlimmer und raffinierter als ein gesunder Bettler, der sich auf die Straße setzt und vorgibt, krank, hungrig und ohne Geld zu sein. In der Wirklichkeit entgeht der falsche Bettler häufig einer Bestrafung, der Grübler jedoch entgeht niemals einer schweren Strafe, auch wenn er noch so sehr in dem Glauben lebt, die Ursachen seiner Ängste nicht zu kennen und als Unschuldiger leiden zu müssen. Die Natur bestraft ihn mit der Depression und dem Verlust seines Schuldbewusstseins."

So wurde auch unser Richter durch seine Schuldgefühle ständig gequält, wie das bei jedem Neurosekranken der Fall ist. Erst als er sich mit der Satztechnik bewusst gemacht hatte, dass er selbst der Verursacher seiner Not ist, verlor er das vage Schuldgefühl und gewann sein Schuldbewusstsein zurück. Durch die Methode der Psychoregulation verlor er sein vages Schuldgefühl und damit auch seinen Leidensdruck. Wir wissen bereits, dass das vage Schuldgefühl die Hauptursache für das Entstehen der Depressionen ist und den Leidensdruck bewirkt. Nur wenn der Erkrankte sein Schuldbewusstsein zurückgewonnen hat, hat er die Möglichkeit, sein Fehlverhalten zu korrigieren.

Psychotherapeut und Patient

Von unserem gängigen Verständnis der Krankheit ausgehend erscheint der Psychotherapeut oft nur als eine "letzte Tankstelle vor der Autobahn". Für viele Menschen ist es die allerletzte Möglichkeit, Mut und Kraft für den weiteren Lebensweg zu schöpfen, wenn sie nicht in unserer schnelllebigen und anforderungsreichen Zeit auf der Strecke bleiben sollen.

Bis es jedoch zu dieser rettenden Einsicht kommt, ist es für viele Menschen leider schon fast zu spät. Für die meisten tritt die Krankheit von "außen" an sie heran. Sie "überfällt" den Menschen auf (un-)erklärliche Weise. Wir "sind" nicht krank, sondern "haben" eine Krankheit. Diese Ideologie der Ohnmacht hält sich hartnäckig, bei körperlichen, aber besonders seelischen Krankheiten. Wir verstehen Krankheit als etwas Furchtbares, das wir nicht (wahr)haben und so schnell wie möglich wieder loswerden wollen.

Krankheit als Hilferuf

Krankheiten machen uns Angst, sie können uns sogar in Todesangst versetzen. Auch eingefleischte Schulmediziner lassen heute öffentlich verlauten, das Phänomen der Angst trete bei vielen Krankheiten "zumindest erschwerend hinzu". Kaum jemand kann heute jedoch die Augen vor der alltägliche Beobachtung verschließen, dass die Angst vor bzw. die Trauer über die Krankheit deren Verlauf nicht positiv beeinflusst. Die Wahrheit ist, dass Angst nicht erst Folge, sondern Ursache von Krankheiten ist.

Kaum jemand versteht, dass sich Krankheit in Wirklichkeit an die Mitmenschen richtet. Wir wollen sie, und wir schaffen sie. Wie oft lassen wir uns durch Berichte über Hormone, Bakterien, Strahlen, Viren in Schrecken versetzen. Krankheit *ist* dann ein Hilferuf.

Der Arzt ist, denkt man diesen Gedanken zu Ende, der knallrote Feuermelder, der den Hilferuf der Krankheit verbreiten und offiziell untermauern hilft ("Ich wollte ja eigentlich mit niemandem darüber reden, aber, weißt Du, mein Arzt sagte mir doch heute tatsächlich, ich habe ... ich sollte..."). Natürlich ist die Feuerwehr zum Löschen und die Medizin zum Heilen da. Dennoch kann sich kaum ein behandelnder Arzt des Eindruckes erwehren, dass er darüber hinaus manchmal (und ich behaupte: grundsätzlich) als Sprachrohr für das Unterbewusstsein des Patienten missbraucht wird. Der Patient traut sich noch nicht, seine Not und seine Angst mitzuteilen und sein Liebesbedürfnis einzugestehen. Er möchte die ärztliche Legitimation dafür erlangen, dass ihn irgendetwas Unheilvolles mit lateinischem Namen bedroht, und er wirklich Hilfe braucht.

Das für den Patienten damit verbundene Gefühl von Schuld und Peinlichkeit ist gut zu verstehen. Die Peinlichkeit des Krankheitsgeschehens ist zu begreifen als ein Fünkchen Bewusstsein davon, wie erpresserisch wir mit unserer Krankheit die fürsorgliche Liebe unserer Mitmenschen zu erzwingen suchen. Indem wir unsere Krankheit verneinen und ihr gleichzeitig durch einen Stellvertreter, dem Arzt, einen gnadenlosen Kampf ansagen, fördern wir nur deren Entstehung bzw. deren Entfaltung in uns selbst. Obwohl dieser Zusammenhang vielen Menschen nicht bekannt ist, handeln sie mit der Verneinung und Ablehnung ihrer Krankheit dennoch zielgerichtet.

Die Ohnmacht vor der Realität kann peinlich sein. Das Unterbewusstsein deckt dies durch Angst und Krankheit für alle sichtbar auf. Durch die Ohnmacht vor Angst und Krankheit macht sich der Mensch selbst schuldig an seinem Zustand. Wäre es selbstverständlich, dass die Beziehungspersonen eines Erkrankten seinen Hilferuf früher erkennen und liebevoll annähmen, so könnten die Ärzte eher auf die zugrunde liegende Lebensangst ihrer Patienten eingehen, als auf die offenkundigen Symptome.

Der Gang zum Psychotherapeuten

Die meisten der Patienten, die zu mir kommen, haben mit ihrer Angst und den daraus folgenden Krankheiten schon immer Karriere gemacht. Sie räumen ihrem Leiden über Jahre hinweg einen immer größeren Stellenwert in ihrem Leben ein. Das Leiden beherrscht bald ihren gesamten Mikrokosmos. Manchmal können sie nichts aus dem Machtbereich ihres Leidens retten - weder die berufliche Stellung, noch ihr Privatleben. Der Familien- und Freundeskreis, ja letztendlich ihr ganzer Tagesablauf wird auf das Leiden abgestimmt. Warum?

Sie fanden gleichfalls ängstliche Ärzte, deren Angst sich mit der ihren verbündete. Sie lasen Artikel und Bücher von ängstlichen Autoren, ließen sich von ängstlichen Bekannten oder ängstlichen Filmemachern Geschichten über ähnliche tragisch verlaufende Fälle erzählen. Sie erhielten von ängstlichen Beziehungspersonen mitleidige Zuwendung für durchlebtes Leiden. Angst und Krankheit werden wichtig und wichtiger, sie erzeugen genau wie das, was sie entstehen ließ - nämlich das Grübeln - folgenschwere negative Lebensentscheidungen. Diese Entscheidungen greifen dann tiefer als etwa die frühere Entscheidung für einen Beruf oder einen Partner, denn sie sind zerstörerischer Natur.

Die Welt der Angst entpuppt sich als eine Gegenwelt. Sie gewinnt eigene Bedeutung durch eine aus der Ordnung geratene Eigengesetzmäßigkeit. Man lernt andere Menschen kennen als der Normalmensch, nimmt andere Informationen auf, erlebt die Welt anders. Ganze Berufszweige und Industrien haben sich der Angst verschrieben, und man kommt sich als Psychotherapeut manchmal vor wie ein Einzelkämpfer, der im Kampf gegen eine gespensterhafte Gegenwelt zu erliegen droht. Nur: diese Gegenwelt gibt es wirklich.

Würde ein Normalbürger sich einmal für eine Woche in das Wartezimmer einer psychiatrischen Praxis setzen und dort beobachten, wie viele Menschen aus allen möglichen Berufen und Schichten sich dort die Klinke in die Hand geben: er wäre schlichtweg entsetzt. Und die überraschendste Erkenntnis wäre sicherlich, dass er einige der Menschen im Wartezimmer persönlich kennen würde.

Viele Patienten gehen deshalb zum Psychotherapeuten, damit dieser ihnen das lästige Schuldgefühl nimmt. Sie wollen von ihm hören, wie schlecht es um sie steht, denn sie befürchten, "noch verrückt zu werden". Mit dieser Angst, die immer einem Schuldgefühl wegen eigenen Fehlverhaltens entspringt, wird der Neurotiker vom Schicksal gemahnt bzw. gestraft. Erfährt ein Patient vom Psychotherapeuten, dass sein Zustand gar nicht so schlecht ist, bleibt er der weiteren Behandlung manchmal fern. Er holt sich vom Psychotherapeuten sozusagen nur den Berechtigungsschein für sein (Fehl-)Verhalten ab - und sein Schuldgefühl ist momentan verflogen. Viele Therapeuten lassen sich in die Absichten des Patienten verstricken, indem sie mitleidig nach der sicherlich schweren und traurigen Kindheit fragen und sie zur Ursache des Leidens erklären.

Natürlich zieht sich manchmal durch eine Familie über Generationen der Faden menschlicher Unreife. Aber was nützt es, die Eltern für das eigene Unglück anzuklagen? Haben sie denn nicht ebenso ihre krankmachenden und liebesunfähigen Eltern gehabt? Irgendeiner muss schließlich dieser unheilvollen Kette ein Ende machen und sich selbst (eventuell unter Mithilfe eines Psychotherapeuten) zu Reife und Glück bringen. Das kostet Kraft und Überwindung. Aber stimmt es einen nicht auch milde gegenüber den Eltern, wenn man sieht, dass sie hilfloser waren als man selbst ist? Macht es einen nicht stolz, dass man nun therapeutische Hilfe in Anspruch nimmt, um selber den Anfang zu machen, und dass man der Familie neue Impulse geben kann, auch etwas aus sich zu machen?

Worin der Erfolg von Psychotherapie besteht

All die psychosomatisch Kranken, die Neurotiker, die den Arzt wegen ihres Leidens aufsuchen, tun das zu spät. Sie rechneten alle, zum Zeitpunkt, da sich das Leiden andeutungsweise zeigte, oder genauer: als es noch leichter zu ertragen war, damit, dass es vorüber gehen würde, bzw. dass es zu ertragen wäre. Es ist eine Tatsache, dass sich beinahe in jeder Familie ein Neurotiker befindet, es gibt ganze Neurotikerfamilien, die alle der rechtzeitigen psychischen Behandlung bedürften.

Ich möchte nicht behaupten, dass ich alle Patienten, die bei mir um einen Termin nachsuchen, mit der Methode der Psychoregulation heilen konnte. Eigentlich möchte ich nur zwei Drittel der Patienten als "erfolgreich behandelt" bezeichnen. Aber: Die erfolglos Behandelten sind in Wirklichkeit nicht behandelte Patienten, denn sie brechen nach ein bis zwei Sitzungen die Therapie ab. Der andere Teil der Patienten, der sich, wenn auch teilweise mit erheblichen Bedenken, auf eine Therapie einlässt, kann immerhin mit einer Erfolgsquote von 70-80 Prozent rechnen. Zu Besserungen finden fast alle, die von der Therapie beeinflusst werden, und dies geschieht meist schon in wenigen Sitzungen.

Ich komme an dieser Stelle nicht umhin, das leidige Kriterium des Erfolges in der Psychotherapie etwas näher zu definieren. Das Gefühl von Glück, Lebensfreude, Selbstliebe oder wie immer man es nennen mag, lässt sich natürlich nur subjektiv feststellen. Das haben Gefühle so an sich. Was ich für mich jedoch in Fällen erfolgreicher Behandlung als Erfolgsmaßstab zugrunde lege, ist mehr als die pflichtschuldige Aussage "Mir geht es gut" - obwohl es gewiss kein schlechter Anfang ist, wenn z.B. bei psychosomatischen Erkrankungen eine völlige Beschwerdefreiheit eintritt (nach 30 Jahren Herz-, Magen- oder Atembeschwerden!). Was für meine Begriffe unbedingt zum Erfolg gezählt werden muss, ist eine bessere Weltsicht bzw. ein besseres Verständnis von "lieben" und "leben".

Im Hinblick auf die Gefahren des Rückfalls oder der sogenannten Symptomverschiebung bei neurotischen Persönlichkeiten ist es wichtig, die Therapie nicht nur auf das ungeliebte Symptom, sondern auf die geliebte Hilflosigkeit (die liebe Not) zu konzentrieren, die sich dieses Symptom gesucht hat bzw. sich noch weitere Symptome suchen möchte. Der Erfolg der Psychoregulation ist für mich immer daran abzulesen, dass ein Patient beginnt, die Welt auch aus der Sicht seiner Beziehungspersonen zu verstehen und sich um sie zu sorgen. Er beginnt zu überlegen, wie er selbst den anderen etwas (aus deren Sicht!) Gutes tun kann - wie er ihnen seine Liebe zeigen kann. Davon unterscheiden muss man natürlich die anfänglichen

Versuche vieler Patienten, ihre Beziehungspersonen kranker und hilfsbedürftiger darzustellen als sich selbst, um von ihrer eigenen Problematik abzulenken (der verständnislose Partner, das Problemkind, die Rabeneltern usw.). Dass diese Versuche kein Zeichen bewundernswerter Selbstlosigkeit, sondern verzweifelten Widerstandes gegen eine Therapie der eigenen Person sind, lässt sich unschwer an ihrem frühen dauerhaften Auftreten, am anklagenden Unterton und vor allem an der stereotypen und kontrapunktierenden Art der Beschreibung feststellen, der jede Einfühlsamkeit fehlt.

In der Tat hat es der Psychotherapeut meistens nicht nur mit den krankmachenden Anteilen des Patienten, sondern auch mit denen der Beziehungspersonen aufzunehmen. Oft lässt sich nicht gleichzeitig die Umgebung eines Neurosekranken mitverändern. Man hat sich zu überlegen, wie weit man den Neurosekranken im Vergleich zu seiner Umgebung und seiner bisher dort eingefügten Persönlichkeit wirklich verändern soll und darf. Das trifft insbesondere dann zu, wenn es sich bei der krankmachenden Umgebung um das berufliche Umfeld handelt. Auch bei Partnerschaftsproblemen wird das Problem der Wieder-Eingliederung in eine gewohnte Umgebung, die der Patient einmal aus bestimmten Gründen gewählt und geliebt hat, vom Patienten oft übersehen.

> Ich erinnere mich an ein Erlebnis mit einer Patientin, Friederike V., zu der ich gerufen wurde, weil sie in ihrer Wohnung alles demolierte. Als ich dort ankam, war sie gerade damit beschäftigt, wertvolles Meißener Porzellan an die Wand zu werfen, und zwar Stück um Stück.
> Sie honorierte kurz mein Erscheinen, indem sie für Sekundenbruchteile etwas verwirrt und erschrocken innehielt, um dann jedoch sofort weiteres Geschirr abzufeuern. Mein mit größtmöglicher Entschlossenheit vorgebrachter Befehl, diesen Unsinn doch nun zu lassen, wurde dahingehend beantwortet, dass der nächste Teller in meine Richtung flog.

Irgendwie konnte ich gar nicht anders - ich folgte einem Impuls und gab ihr spontan eine Ohrfeige.
Ihr Mann, der die ganze Zeit ratlos dabeigestanden hatte, war über meine Reaktion sehr entsetzt, und er schien sich zu fragen, wie dieses Drama eigentlich noch enden sollte. Ihm stand der Gedanke im Gesicht geschrieben, dass er es nun offensichtlich gleich mit zwei Irren zu tun hatte, die im Begriffe waren, aufeinander loszugehen.
Aber es kam anders. Friederike V. stoppte sofort ihr Tun und wirkte, wie aus einem bösen Traum wachgerüttelt. Offenbar sah sie in mir den strafenden, aber dennoch fürsorglichen Vater, in dessen Arme sie sich hilflos fallenlassen konnte. Die Situation ausnutzend befahl ich ihr nun, mit mir ins Auto zu steigen und in meine Klinik zu fahren. Zahm wie ein Reh befolgte sie, dort angekommen, auch gleich meine Anweisung, sooft wie möglich einige der Sätze laut zu lesen. Sie konnte nach zwei Wochen täglichen Lesens gesund (in Bezug auf ihre bis zu diesem Zeitpunkt bereits langwährende und tiefe Depression) entlassen werden.
Einer weiteren und etwas längeren Behandlung bedurfte nunmehr Herr V., der Ehegatte.

In der Regel kapituliert der Allgemeinmediziner oder Internist vor dem Problem der sozialen Einbindung des Patienten. Doch auf welche Weise sich ein Mensch zu uns verhalten mag, er wendet sich an uns, und wir erleben sein Verhalten mit. Wenn uns ein Mensch scheinbare Rätsel aufgibt - warum schauen wir nicht genauer hin, warum hören wir nicht genauer zu, warum erklären wir unsere spontanen Impulse für "unangemessen" und "verrückt"? Sind wir es ihm nicht schuldig, ihn in seinem Sinne ernst zu nehmen, und ihn nicht durch unsere eigene Grübelreaktion noch weiter in seine Grübeleien, künstlichen Nöte und verschrobenen Verhaltens- bzw. Daseinsweisen hineinzutreiben?

Wer eignet sich zum Psychotherapeuten?

Was veranlasst einen Menschen dazu, sich für den Beruf des Psychotherapeuten zu entscheiden? Ist ein Grund, dass man selbst sein interessantester Fall ist? Nun, das kann im gewissen Sinne oft so sein, und der Patient sollte, sofern er durch die Vermittlung von behandelnden Ärzten, Familienmitgliedern oder Bekannten an einen Psychotherapeuten geraten ist, immer darauf achten, welchen Wesens dieser Therapeut eigentlich ist. Genau genommen müsste er das ja ohnehin bei allen Menschen tun, in deren Hände er sein Schicksal legt.

Warum aber spezialisiert sich irgendein Arzt beispielsweise auf das Gebiet der inneren Medizin, der Frauenheilkunde, der Haut- und Geschlechtskrankheiten usw.? Welchem tieferen Grunde entspringt sein Interesse? Das Interesse an einer Materie hat immer mit der Vorgeschichte des Interessenten zu tun. So kenne ich verschiedene Lungenfachärzte, die selbst seit Jahrzehnten Asthmatiker sind, oder an einer Tuberkulose litten. Und es gibt viele Psychotherapeuten, die wöchentlich über Jahrzehnte hinweg selbst ihren Termin bei einem Psychoanalytiker wahrnehmen. Zufall?

Keineswegs. Je größer die persönliche Betroffenheit aus gemachten (eventuell leidvollen) Erfahrungen ist, desto größer das Interesse, desto mehr ist jemand mit "Leib und Seele" bei der Sache. Ein Mensch, der immer sorglos, glücklich und kerngesund durchs Leben gegangen ist, ist selten jemand, der auch für andere da ist. Er hat das Glück, sich selbst lieben zu können. Was will er mehr? Jemand, der in einem helfenden Beruf erfolgreich und befriedigend arbeiten will, muss selbst durchs Leiden gegangen sein. Aber Mitleid genügt nicht. Der berufliche Helfer muss darüber hinaus genug Liebe von anderen erfahren haben, um sie weiterschenken zu können. Und er muss begriffen haben, dass Liebe Leiden auflöst und umgekehrt: dass Leiden nichts als Liebe fordert. Und er muss begriffen haben, wie er sich selbst Liebe schenken kann, dass also nur die schenkende Liebe wahre Liebe ist. Kurz: Der berufliche Helfer sollte ein nachgereifter, gesundeter Mensch sein, um anderen zu Reife und Gesundheit verhelfen zu können. Dies ist die Voraussetzung, an der es vielen Ärzten, aber auch Psychotherapeuten mangelt.

Das im Vergleich zur Leidensfähigkeit viel wesentlichere Talent für den Beruf des Psychotherapeuten ist Kreativität, also die Lust am Gestalten und Verändern. Und als formbares "Material" (man möge mir hier die Sachlichkeit verzeihen) gibt es nichts Komplexeres und Komplizierteres, aber im Zustand von Reife und Vollendung auch nichts Schöneres als die menschliche Seele. Schließlich ist das einzige Handwerkszeug, mit dem der Mensch scheinbar Unmögliches möglich machen kann, seine Liebe.

Der Therapeut muss dem Patienten immer wieder klar machen, dass die Liebe, die der Patient geschenkt bekommt, keine bedingungslose und wahre ist. Nicht zuletzt um überflüssige Abhängigkeitsverhältnisse zu vermeiden, versuche ich dem Patienten immer zu zeigen, dass es das, wonach er so süchtig sucht, tatsächlich zu finden gibt. Aber dass er den Weg dorthin nur allein gehen kann, indem er selbst anfängt, Liebe zu geben, ohne an das Nehmen zu denken.

Text-Abbildung 2: Anamnesefragen, diese lagen auch schriftlich vor und konnten Patienten zugesandt werden.

```
Sehr geehrter, lieber Herr...
Sehr geehrte, liebe Frau...


Alle Fragen, die ich Sie bitte, mir vor der Behandlung zu
beantworten, unterliegen natürlich dem Arztgeheimnis.

Beantworten Sie korrekt und sorgfältig, weil sonst die
Therapiemaßnahmen darunter leiden würden.


Geburtsdatum und Geburtsort?
Beruf und Alter des Vaters?
Beruf und Alter der Mutter?

Welche Beschwerden haben Sie und seit wann? (ausführlich
beschreiben!)
Grübeln Sie? (Werden Sie manchmal von schwarzen Gedanken
geplagt?)
Treten aus dem Schlaf heraus Beschwerden auf?
Welche Krankheiten haben Sie als Kind gehabt?
Welche Krankheiten im späteren Leben?

Wie war der Vater?
Konnte die Mutter des Vaters viel Liebe schenken?
Wurde er von ihr verwöhnt?
War der Vater streng oder schwach?
War der Vater autoritär?
Hat er ein oder mehrere Kinder bevorzugt oder
benachteiligt?
Wenn der Vater tot ist, woran ist er gestorben und wann?
Wie würden Sie ihren Vater beschreiben?
Haben Sie einen guten Kontakt zu ihrem Vater?
War er früher anders als jetzt?

Wie war Ihre Mutter?
Wie war der Vater der Mutter?
Hat er der Mutter viel Liebe geschenkt oder wurde sie von
ihm verwöhnt?
Wie war die Mutter zu ihr?
```

War Ihre Mutter streng oder schwach?
War Ihre Mutter autoritär?
Hat sie ein oder mehrere Kinder bevorzugt oder benachteiligt?
Wenn die Mutter tot ist, woran ist sie gestorben und wann?
Wie würden Sie Ihre Mutter beschreiben?
Wie ist der Kontakt zu Ihrer Mutter?

War oder ist ein Teil der Eltern krank?

Wie viele Geschwister haben Sie?
Wie viele Kinder haben Sie?
Wie ist der Kontakt zu Ihren Kindern?
Wie war Ihre Schulbildung?
Wie war Ihr beruflicher Werdegang? (Bitte chronologisch schildern!)
Was machen Sie zur Zeit?
Welche Schwierigkeiten im Leben haben Sie gehabt und welche haben Sie heute?

Was glauben Sie, ist die Ursache der Erkrankung?
Haben Sie etwas Schweres vor dem Beginn der Krankheit erlebt?
Wenn Sie erwachsen sind, haben Sie schon einen Partner?
Wie waren Vater und Mutter des Partners?
Konnte diese Liebe schenken?
Um was für Persönlichkeiten handelt es sich dabei?

Wenn der Patient einen Partner hat, interessiert in der Hauptsache, wie der Vater der Partnerin des Patienten bzw. die Mutter des Partners der Patientin sich in der Liebesgebung verhalten haben, als die Partner noch Kinder waren?

Was haben die jeweiligen Partner sowohl als Kind, wie auch später an Liebe von diesen erhalten?

Welche Krankheiten hatten Sie bisher?

Kapitel 2: Psychoregulation - gute Psychotherapie ist so wenig individuell wie ein gutes Medikament

Auch auf die Gefahr hin, Vertrauensverhältnisse aufs Spiel zu setzen, tue ich oft das Gegenteil von dem, was Patienten von mir als Psychotherapeuten erwarten. Ich muss immer wieder feststellen, dass ich damit schnell ans Ziel gelange. Ich halte wenig davon, solange zu warten, bis der Patient unter Umständen selbst auf den Grund seiner Angst oder auf eine höhere Stufe der menschlichen Reife gekommen ist. Warum macht er eine Therapie? Er will jetzt eine Lösung seiner Probleme. Bleibt der Neurotiker sich selbst überlassen, so tendiert er meist zur Verschlimmerung seines Leidens. Die Satztechnik, Herzstück der Psychoregulation, hat sich als ein einfaches und wirksames Mittel zu einer raschen Therapie von Neuroseerkrankungen erwiesen. Bevor ich nun auf die Satztechnik zu sprechen komme, möchte ich kurz darstellen, wie man sich den Einstieg in die Psychoregulation vorzustellen hat.

Der Anfang: ab sofort Not bejahen!

Der *Erstkontakt* sieht im allgemeinen so aus: Jeder Patient wird von mir so bestellt, dass er nicht lange warten muss. Wenn er läutet, öffnet ihm meine Sprechstundenhilfe die Tür und führt ihn in das Wartezimmer. Er erhält dort einen Aufnahmezettel mit der Bitte, diesen auszufüllen. Schließlich wird er von mir persönlich ins Sprechzimmer geführt.

Dort bitte ich ihn, Platz zu nehmen, und zwar so, dass ich ihn von Kopf bis Fuß beobachten kann. Denn die Körpersprache des Patienten, mit der er seine Krankengeschichte begleitet, spielt bei deren Erhebung eine wichtige Rolle für mich. Sie hilft mir ein Bild von meinem Patienten zu gewinnen.

Das Gespräch findet in einem lichten Erker statt, wobei prinzipiell wichtig ist, dass kein Schreibtisch zwischen dem Patienten und mir steht. Außerdem trage ich keinen Arztkittel, und vermeide so trennende Elemente, welche den Aufbau einer Vertrauensbasis zwischen Patient und Therapeuten behindern könnten.

Gleich nachdem der neue Patient Platz genommen hat, frage ich ihn, welche Beschwerden er hat und warum er mich aufgesucht hat. Mich interessieren in diesem Stadium nur die *augenblicklich* bestehenden Beschwerden. Der Patient muss meine Fragen beantworten, er soll nicht von sich aus losreden können. Ich frage ihn nach dem Beginn seiner Beschwerden, nach den vermeintlichen Ursachen und zusätzlich nach seinem Schlaf, nach seinem Appetit, ob er raucht oder trinkt oder Medikamente nimmt und wenn ja, welche.

Dann frage ich ihn nach den Beziehungen zu seinen Eltern, ob Vater und Mutter noch leben, wie alt sie sind, und für den Fall, dass einer oder beide gestorben sind, wann und woran. Ich erkundige mich auch nach deren beruflichen Tätigkeit und endlich, wie sie sich dem Patienten gegenüber verhalten haben, besonders in seiner Kindheit. Die Liebesbeziehung zu den Eltern und von den Eltern zum Kind spielt bei meinen Patienten eine sehr große Rolle. Fast genauso wichtig ist, welches Verhältnis die Eltern zueinander haben oder hatten. Ich frage den Patienten zudem, ob er als eheliches oder uneheliches Kind geboren wurde.

Und endlich erkundige ich mich bei Erwachsenen nach seiner sexuellen Disposition, ob er einen Partner hat, wo und wann er ihn kennengelernt hat, und ob er ein ausgefülltes oder ein eher unbefriedigtes Sexualleben führt. Auch ist wichtig zu erfahren, wie viele Partner er hat oder hatte, und wie die Trennungen in der Regel verlaufen sind.

Schließlich erkundige ich mich nach seinem Lebenslauf: wie seine Geburt verlief, wo er geboren wurde, welche Schulen er besucht und welche berufliche Tätigkeit er nach dem Schulende durchgeführt hat. Finden mehrere Veränderungen in der Schule bzw. während seiner beruflichen Tätigkeit statt, so muss er erklären, warum er z.B. die Schule oder die Firma gewechselt hat. Sehr wichtig ist es zu klären, warum er so früh oder spät das elterliche Haus verlassen hat.

In diesem Rahmen interessiert mich auch sein Verhältnis zu den jeweiligen Vorgesetzten (also Lehrern, Arbeitgebern etc.), weil dies einen deutlichen Rückschluss auf das Verhältnis zu seinen Eltern zulässt. Und das in objektiverer Weise, als er das selbst zu beurteilen und zu schildern vermag.

Zum Abschluss nehme ich noch die Krankheiten auf, die er im Laufe seines Lebens durchlitten hat. Aus seinen Kinderkrankheiten und aus seinen psychosomatischen Krankheiten lässt sich der Verlauf der Erziehung und der bisherigen Lebenskrisen erkennen.

Damit wäre die Erhebung der Krankengeschichte in ihren wichtigsten Punkten durchgeführt. Im Anschluss daran bekommt der Patient noch die Gelegenheit zu einer Aussprache. Mit der eigentlichen Therapie wird er erst in der zweiten Sitzung begonnen.

Ein Patient, der das erste Mal einen Psychotherapeuten aufsucht, ist natürlich höchst neugierig, was ihm dort widerfahren kann, was für ein Mensch der Therapeut sein mag, und so mancher fragt, welche Heilmaßnahmen bei ihm zur Durchführung kommen sollen. Wenn ich spüre, dass das Vertrauen noch nicht groß genug ist, zeige ich dem Patienten gerne - in der zweiten Stunde - einen Videofilm über einen meiner Patienten und dessen Entwicklung während der Therapie. Selbstverständlich handelt es sich hierbei immer um Patienten, die mir erlaubt haben, ihre Krankengeschichte anderen demonstrieren zu dürfen, und dies wird dem Patienten auch mitgeteilt. Wenn die Zeit es erlaubt und es angebracht erscheint, zeige ich gerne noch einen weiteren Videofilm.

Dabei sieht der Patient, dass der Kranke mit Sätzen behandelt wird, und er wird darüber aufgeklärt, dass jeder Patient Widerstand zeigt, den Inhalt der Sätze zu lesen. Kann dem Patienten der Widerstand rasch genommen werden, so kann auch die Therapie rasch und erfolgreich vonstatten gehen. Damit wird der Patient erwartungsvoll gemacht und mit einem Termin für den nächsten Besuch entlassen.

Diese ersten zwei Sitzungen sollten das Vertrauen zum Psychotherapeuten wecken. Der Patient muss das Gefühl bekommen, dass dieser nur für ihn da ist und sein Bestes will. Hierbei spielt das Verhältnis zu seinen Eltern eine große Rolle, auch weil der Psychotherapeut eine Ersatzrolle für Vater oder Mutter übernimmt. Nach meiner Erfahrung ist es so, dass die Mädchen mehr zum Vater tendieren, die Jungen mehr zur Mutter. Es kann freilich umgekehrt sein, z.B. dass der Vater ein Trinker ist oder aus anderen Ursachen für alle Familienangehörigen eine negative Persönlichkeit darstellt, so dass die Mutter auch die Vaterrolle übernimmt, bzw. der Vater die Mutterrolle, sofern Mutter oder Vater dazu überhaupt in der Lage sind. Treten Vater oder Mutter als negative Persönlichkeiten auf, so wird es der Psychotherapeut oft nicht leicht haben, das Vertrauen des Patienten zu erlangen.

Jedenfalls muss der Psychotherapeut, will er Erfolg bei seinen Patienten haben, von diesen erst einmal angenommen werden. In der zweiten und dritten Sitzung, die meist im Abstand von einer Woche stattfinden, mache ich meine Patienten mit den Techniken der Psychoregulation bekannt. Das erste, was ich ihnen beizubringen versuche ist, dass sie *ab sofort alles, was sie erleben, bejahen* sollen. Ich erkläre ihnen, dass *eine bejahte Not, eine Not also, die ich haben will, keine Not mehr darstellt,* und daher ausgeschlossen wird und dass alles übrige Erleben, weil es nichts Negatives darstellt, ohne weiteres bejaht werden kann. Es geht also auch um eine *generelle Einstellungsänderung* zum Leben, da man sonst aus allem wieder eine künstliche Not machen könnte. Diese Einstellung muss jedoch eingeübt werden. Hier setzt die Satztechnik an.

Die Satztechnik: Ich verschreibe das Lesen von Sätzen

Die tragende Säule der Psychoregulation ist das Sätzelesen, das ich meinen Patienten zur regelmäßigen Einnahme, genau wie ein Medikament, für die Anwendung zu Hause verschreibe: Kernsätze, Standardsätze, die anfangs so oft wie möglich, später täglich, möglichst zweimal, morgens und abends zu lesen sind. In den Standardsätzen ist z.B. zu lesen:

> "Ja! Ich will die ganz kleine Gabi <Kosename als Kind> von früher sein, und die will ich auch bleiben. Ich will nie reifer und erwachsener werden. Vielmehr will ich immer weinen und klagen und kindlich-hilflos und hilfsbedürftig erscheinen, damit der Vater <Mutter; Beziehungsperson aus der Kindheit> kommt und mir hilft, und damit mir mein Mann <oder meine Frau oder mein Sohn/Tochter; Beziehungsperson der Gegenwart> mehr Liebe schenkt. Ja, das will ich!"

Der Patient sollte dabei alleine sein und die Ausführung laut, *theatralisch* und *willentlich* vollziehen, so also, dass der Inhalt von ihm möglichst kritiklos geglaubt wird.

Allerdings muss jeder einzelne Satz *fünfmal* hintereinander und immer überzeugender gelesen werden. Die Sätze müssen deshalb so oft gelesen werden, weil aus dem Künstliche-Not-Machen eine Gewohnheit geworden ist, die sich durch bloße Erkenntnis nicht aufzulösen vermag. Man kann dies mit einem Haltungsfehler des Körpers vergleichen. Alleine das Bewusstsein, dass etwas nicht stimmt, nützt nichts, man muss auch durch körperliche Übungen, z.B. Krankengymnastik, zu einer gesunden Haltung kommen. Wenn Sie wollen, können Sie die Satztechnik als "Krankengymnastik für die Seele" bezeichnen. Hier wie dort muss man auch alleine üben und darf mit dem Üben nicht zu früh aufhören.

Anderen Personen darf man die Sätze zeigen oder sogar vorlesen, wenn diese vertrauenswürdig sind und Verständnis für die Therapie aufbringen, d.h. ihr nicht ablehnend gegenüberstehen. Es kann nicht erwartet werden, dass den Außenstehenden die Wirkungsweise der Therapie bekannt oder sogleich verständlich ist.

Da der Neurotiker ein Nehmer ist, der mit seinen Beschwerden vor allem Liebe bekommen will und dem es schwerfällt, Liebe zu geben, schreibe ich oft noch als Rat auf das Blatt:

> Immer versuchen, stets viel Liebe zu schenken, nach dem Grundsatz: "Nur die schenkende Liebe vermehrt sich, und nichts vermehrt sich mehr!"

Abbildung 3: Beispiel für einen Therapiezettel

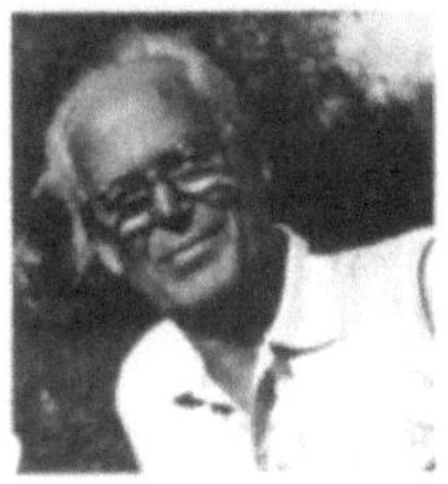

Soll die Technik wirksam sein, dann dürfen die folgenden Sätze nur laut, und sie müssen auch theatralisch und willentlich gesprochen werden, so also, daß der Inhalt möglichst kritiklos geglaubt wird. Mit dem Inhalt der Sätze wird unser Traumgeschehen gefüttert, und ihm wird die Korrektur unseres Handelns überlassen. Die Sätze müssen immer wieder und intensiv - anfangs so oft wie möglich und später morgens und abends - gesprochen werden, damit der Inhalt in die Hirnsubstanz eingeschliffen wird und bei der Traumverarbeitung zur richtigen Bedeutung und Auswirkung kommt.

Jeden Satz 5mal lesen und nicht auswendig lernen! Die Sätze dürfen leise gesprochen werden, aber so, als ob sie laut wären.

Obige Verhaltensweisen müssen unbedingt eingehalten werden, weil sonst der Erfolg ausbleibt!

Bitte, die Sätze nicht auf Tonband sprechen, und wenn, dann dürfen diese nicht abgehört werden!

Das Sätzelesen ist wie Rudern gegen den Strom. Sobald man damit aufhört, bevor das Ziel erreicht ist, treibt man zurück!

Ja!
Ich will der ganz kleine -------- von früher sein, und der will ich auch bleiben. Ich will nie reifer und erwachsener werden. Vielmehr will ich immer weinen und klagen und kindlich-hilflos und hilfsbedürftig erscheinen, damit mein -------.kommt und mir hilft.Ja, das will ich!

Ja!
Not macht Angst und Angst macht kindlich-hilflos und hilfsbedürftig, und das will ich auch sein, damit ich ein gesteigertes Recht auf Liebe und Zuwendung von allen Menschen her habe, von denen ich sie mir erwarten kann. Ja, das will ich!

Ja!
Damit ich immer in großer Not bin und viel Angst habe, will ich alles schwerer nehmen, was ich erlebe, und vor allem will ich immer wieder grübeln, d. h. ich will mir Notvorstellungen machen, um mich damit zu verängstigen, zu verkindlichen, kindlich-hilflos und hilfsbedürftig zu machen. Diese Nöte will ich haben, um zur Angst zu kommen, mit der ich mein -------- ansprechen will. Ja, das will ich!

Ja!
Ich will meine Herzbeschwerden nicht verlieren; ich will sie haben. Ja das will ich!

Ja!
Ich will auch heute nacht schwere Träume träumen. Ich will glauben, was ich träume. Ich will nachts mit Erstickungsanfällen aufwachen. Ich will auch von meinen Herzbeschwerden träumen, und ich will mich mit den Inhalten meiner Träume verängstigen, verkindlichen, kindlich-hilflos und hilfsbedürftig machen, so daß ich am nächsten Tag als Traumkomputerergebnis den alten Trott weiterlebe. Ja, das will ich!

Nach dem Üben der Sätze folgenden Absatz immer einmal lesen.

Rat:

Um die Herztätigkeit zu normalisieren, muß man es erlernen, jede Not, ja jedes unangenehme Erleben sofort zu bejahen, weil eine bejahte Not keine Angst auslösen kann, während die Verneinung von Not immer so heftige Angst schafft, wie man die jeweilige Not heftig verneint. Außerdem darf man sich und anderen nicht leid tun, weil man sonst die kleinen Beschwerden provoziert - herausfordert -. Man begibt sich damit aber in eine Falle. Die vermehrte Angst führt zu spastischen Zuständen am Herzen. Nun bekommt der Patient noch mehr Angst, und die spastischen Zustände treten erheblicher in Erscheinung, und er bekommt noch mehr Herznot.

Das "Nicht-mehr-nicht-weniger-immer gleich" ist aber so durchzuführen, daß man die Beschwerden echt annimmt, geradezu als Buße dafür, daß man es vorher falsch gemacht hat. Wer diesen Satz der Besserung wegen spricht, nimmt eine Klammer dadurch weg, daß er die Besserung wünscht, was wiederum einer Verneinung der Verschlechterung gleichkommt. Man kann aber auch sagen: "Die Beschwerden, die ich jetzt habe, will ich behalten, nur besser werden dürfen sie nicht!"

Als ein Beispiel lassen Sie mich die Leidensgeschichte und Therapie in einem Migränefall berichten:

> Eine 40-jährige Patientin, Birgit E., berichtete mir, dass sie seit ihrem 13. Lebensjahr, seit dem ersten Auftreten ihrer Menstruation, an Migräneanfällen litt.
> Sie war ein Waisenkind und wurde als Dreizehnjährige gemeinsam mit ihrem Bruder von einem gutsituierten Ehepaar adoptiert. Während der Junge eine gute Behandlung erfuhr, musste die Patientin von Anfang an schwerste Hausarbeiten verrichten und gleichzeitig die Schule besuchen. Über ihre Si-

tuation war sie sehr betrübt, und sie nutzte die Gelegenheit ihrer ersten Menstruation, sich in ihr Elend so sehr durch Grübeln hineinzusteigern, dass sie einen Migräneanfall erlitt. Birgit E. weiß heute noch genau, dass sie sich damit eine Erleichterung der Arbeit erwartete. Dies trat aber nicht ein. Sie machte sich bereits vor der nächsten Menstruation große Not, grübelte viel und bekam wieder einen Migräneanfall. Man glaubte ihr damals nicht einmal, dass sie Schmerzen hatte, und sie wurde weiterhin zu schweren Arbeiten herangezogen. Ihr Leidensdruck wurde so stark, dass sie bald jede Woche oder sogar noch häufiger Migräne bekam. Dieser Zustand hielt über fast 30 Jahre an.
Dann fand sie einen Mann, den sie bald darauf heiratete. Sie beschrieb ihren Ehemann als einen gutmütigen, liebeschenkenden Partner, der ihr immer gut zuredete, sobald sie einen Anfall hatte. Der Ehemann bedeutete für sie die Beziehungsperson, die ihr den Vater ersetzte.
Nachdem ich die Patientin über meine Methode der Psychoregulation ausführlich aufgeklärt hatte, gab ich ihr außer den Standardsätzen einen Satz mit folgendem Wortlaut auf: "Ich will meine Migränebeschwerden haben, damit mir mein Mann immer mehr väterliche Liebe schenkt." Dieser besondere Zusatz wurde deshalb gewählt, weil die Patientin an Liebe nachholen wollte, die sie in ihrem ganzen Leben vermisste. Der Intensität ihres süchtigen Verlangens nach noch mehr Liebe entsprach die Stärke der Anfälle, welche Birgit E. erlitt. Sie hatte abwechselnd auf der rechten und linken Schädelhälfte den ganzen Tag und auch die Nacht über schwerste Schmerzattacken. Hinzu traten Übelkeit, Erbrechen, Sehstörungen. Sie musste die Zeit des Anfalls in einem abgedunkelten Zimmer verbringen. Ich verschrieb ihr: "Ich will heftige Anfälle erleben, damit mir mein Mann immer mehr Liebe schenkt." Damit gewann sie ihr Schuldbewusstsein sowie ihre Krankheitseinsicht zurück.

Nach Abschluss der Behandlung - inzwischen sind mehr als acht Jahre verstrichen - trat nur ein einziger leichter Anfall auf.

Der Widerstand

An diesem frühen Zeitpunkt der Therapie zeigt der Patient bereits den mehr oder weniger ausgeprägten Widerstand, mit dem sich jeder gegen die Behandlung und damit gegen ihren möglichen Erfolg stemmt. Das Problem des Widerstandes gibt es bei allen Therapieformen. Denn es ist für jeden Patienten schwierig, seine Art des Umgangs mit Problemen umzustellen, und fast jeder möchte bei seinen alten Gewohnheiten bleiben, da er sich damit auskennt. Das ist meist einfacher, als etwas Neues zu wagen.

Gerade die Psychoregulation ist eine Therapie, die durch das Bejahen der Beschwerden zum Widerstand verführt, da diese Methode dem Patienten zunächst nicht unbedingt einsichtig erscheint. Es kommt nun darauf an, dass der Patient seinem Therapeuten vorerst volles Vertrauen schenkt. Die Sätze befremden nämlich den Patienten, wenn er sie erstmalig zu Gesicht bekommt. Denn wer will sich schon zu dem kleinen Jungen oder dem kleinen Mädchen von früher verkindlichen, wie es in den Standardsätzen heißt? Und wer will schon vorsätzlich grübeln, da das Grübeln den Patienten doch so schuldig stimmt? Es erfordert eben seine Zeit, bis der Patient zu der Einsicht gelangt, wie recht sein Therapeuten hat, so und nicht anders vorzugehen.

Es gibt leider immer wieder Fälle, in denen sich die Patienten von diesen Sätzen so angegriffen fühlen oder dafür nicht die nötige Geduld aufbringen, so dass sie sagen: "Diesen Unsinn lese ich nicht. Das beinhaltet ja gerade das, was ich nicht haben will!" Solche Patienten brechen die Therapie nicht selten ab. Aber gerade die sind es, welche diese Therapie am nötigsten haben, denn sie werden bei einer anderen Psychotherapieform um so mehr Widerstand zeigen und zu keinem Behandlungserfolg kommen. Man muss daher solchen Patienten gegenüber vorerst größte Geduld aufbringen.

Der Widerstand kann bei der Behandlung einer Neurose ein so großes Ausmaß gegen den Heilungsversuch annehmen, dass alle Anstrengungen des Therapeuten wertlos werden. Eine Heilung wird davon abhängen, ob es der gemeinsamen Anstrengung von Therapeut und Patient gelingt, diesen Widerstand niederzuzwingen. Ich nenne den Widerstand einen Zwang, weil hinter jedem Widerstand der krankmachende Anteil des Unterbewusstseins steckt, gegen welchen immer schwer vorzugehen ist.

Für den Fall, dass ein Patient seine Beschwerden nicht bejahen kann, weil sie so stark sind, gibt es noch den Satz: "Nicht mehr, nicht weniger, immer gleich." Dieser Satz fordert in geringerem Maße den Widerstand des Patienten heraus, als das bei der direkten, herausfordernden Bejahung einer Not der Fall ist. Der Patient klammert sozusagen seine Not ein und bejaht diese. Dieser Vorgang hebt die Angst auf. Er darf nur nicht den Fehler machen und sich eine Besserung erwarten, denn damit würde er nur seine Not wieder verneinen und damit die Beschwerden herausfordern.

> Diesen Satz gebrauchte ich das erste Mal bei David U., einem Status-asthmaticus-Fall. Es handelt sich hierbei um Patienten, die ihre Luftnot ununterbrochen für einen längeren Zeitraum behalten. Dabei kann die Luftnot sich so kritisch entwickeln, dass sie zum Tod führt. Bei dem Patienten, einem 45-jährigen Mann, handelte es sich um einen Juden, dessen Mutter im Konzentrationslager umgekommen war. Er befand sich in einer schrecklichen Verfassung. Er sprach kein Wort mit seinen Mitmenschen und kämpfte ständig nur um Atemluft.
> Mit einigen Kissen im Rücken saß er aufrecht im Bett und grübelte Tag und Nacht ununterbrochen mit geschlossenen Augen vor sich hin. Beim Ausatmen stöhnte er. Er hatte sich

in diesem Zustande bereits drei Wochen in einer internistischen Klinik aufgehalten, bevor er in meine Klinik in Düsseldorf zur Behandlung kam.
Am ersten Tag beobachtete ich ihn nur. Die Angaben seiner Frau waren, was die Ursachen seines Asthmas betraf, sehr aufschlussreich. Sie berichtete mir, dass sie einen wohlhabenden Freund habe, und dass ihr Mann auf diesen wohl zu recht eifersüchtig sei. Er sei aber auch eifersüchtig auf seine zwei kleinen Söhne. Seine Frau erzählte mir auch, auf welche Art ihr Mann seine Mutter verloren hatte.
Ich trat also an das Bett des Patienten und sagte etwas hart und fordernd zu ihm: "Warum grübeln sie denn andauernd mit geschlossenen Augen, das verschlimmert ihren Zustand nur noch mehr. Ich glaube, dass sie darüber nachgrübeln, wie ihre Mutter im KZ vergast wurde, und sie lassen keinen anderen Gedanken zu". Daraufhin schaute mir der Patient voll in die Augen und drückte sein Erstaunen über mein Verständnis mit den Worten aus: "Woher wissen sie das?"
Im selben Augenblick fiel mir der Satz "Nicht mehr, nicht weniger, immer gleich." ein. Ich trug dem Patienten auf, ununterbrochen "Nicht mehr, nicht weniger, immer gleich" zu sagen, und bald schon erreichten wir damit eine ausgezeichnete Besserung seiner schweren Atemnot. Leider brach der Patient die Behandlung frühzeitig ab. Schon am nächsten Tag fuhr er nach Hause. Später erfuhr ich, dass er nach etwa einem Jahr an seinem Asthma gestorben war.

Wenn ein Patient das erste Mal in die Praxis kommt und mir seine Beschwerden vorträgt, so wird er bald darauf, anstelle des häufig zu erwartenden und erhoffenden Mitleids und guten Zuredens, den harten Behandlungsdruck verspüren. Er fühlt sich dann wohl zuerst von Gott und der Welt verlassen.

Bereits der erste Versuch, einem Patienten deutlich zu machen, dass der Heilerfolg in hohem Maße von seiner Motivation und Initiative abhängig ist, und dass jeder selbst seines Glückes Schmied sei, löst bei ihm den ersten Widerstand aus. Im Stillen wird er vielleicht denken: Warum bin ich überhaupt zu diesem Psychotherapeuten gegangen? Er will oder kann mir ja gar nicht helfen.

Der Patient kann sich somit leicht missverstanden fühlen, im schlimmsten Fall sogar erschreckt und entmutigt werden. Und vielleicht bricht er schon an diesem Punkt die Therapie ab. Damit wäre weder dem Patienten noch dem Therapeuten gedient. Dem Patienten nicht, weil er seine Beschwerden behalten wird, dem Therapeuten nicht, weil er sich in diesem Fall fehlerhaftes Vorgehen vorwerfen müsste.

Deshalb sollte man mit dem Patienten nicht zu drastisch umgehen und nicht zu deutlich zu ihm werden. Man sollte ihm auch erklären, dass sein Widerstand Ausdruck seiner Betroffenheit ist.

Einer meiner Patienten, der sich im Lauf der Behandlung beobachtet hatte, stellte fest, dass er vom "Ich will" in den Sätzen das Wörtchen 'Ich' gerne verschluckte. Dadurch sei bei ihm das Schuldbewusstsein gar nicht so sehr aufgekommen. Es ist unglaublich, auf wie viele Arten sich der Widerstand im Menschen bei der Durchführung einer Psychotherapie einschleicht.

Der Widerstand einzelner Neurotiker zeigt sich auch oft darin, dass sie der Behandlung fernbleiben, weil Verwandte oder Bekannte, nicht selten freilich auch Ärzte, die die Therapie noch nicht kennen oder zu sehr der Schulmedizin verschrieben sind, diese dazu veranlassen. Der in dieser Phase unsichere Patient misst dem Urteil Außenstehender zuviel Gewicht bei, und sein Widerstand greift gierig nach einem Argument, welches die Therapie in Frage stellt.

Die Kritiker mögen es sicher gut meinen, aber sie schaden dem Patienten. Es handelt sich bei diesen immer um Menschen, die die Therapie aus Unkenntnis oder, weil sie sie ganz einfach nicht verstehen, abwerten. Der Patient aber nützt die einmalige Gelegenheit solcher Kritik, um sich noch schnell zu drücken. Er folgt dabei mit einem vagen Schuldgefühl seinem Unterbewusstsein, von dem er dazu verführt wird.

Eine Patientin berichtete mir, dass sie ihrem Hausarzt erzählte, sie habe einen Psychotherapeuten gefunden, zu dem sie Vertrauen gefasst habe. Er fragte sie, ob dieser Therapeut eine "positive Tendenz" (was er damit wohl gemeint haben mochte?) verfolge, worauf sie ihm zur Antwort gab, sie müsse Sätze mit negativen Inhalten sprechen. Daraufhin gab es für ihn nur drei Worte: "Den Psychotherapeuten wechseln". Erst als er durch eine nähere Erklärung verstanden hatte, worauf es bei meinem Vorgehen wirklich ankommt, hat er der Patientin gestattet, die Behandlung bei mir fortzusetzen. Auch so etwas widerfährt einem Psychotherapeuten gelegentlich.

Manche Patienten, die wegen ihres neurotischen Leidens oft nach Wochen und Monaten, oft sogar erst nach Jahren ihren Vorsatz, einmal den Psychotherapeuten aufzusuchen, endlich wahr machen, lassen sich nur von ihrer Angst, doch noch "verrückt" zu werden, beeinflussen. Das befürchten sie nämlich und streichen deshalb seit Monaten um das Haus des Psychotherapeuten herum. Kaum haben sie die Gewissheit, dass ihre Angst umsonst war, und das kann sich bereits nach gründlicher Untersuchung ergeben, so sind sie auch schon wieder weg. Unter diesen Patienten befinden sich tatsächlich oft ziemlich angstgequälte Menschen, die mit ihrem einmaligen Besuch beim Seelenarzt nur wünschen, der Angst enthoben zu werden, vielleicht schon "verrückt" zu sein oder es bald zu werden.

Nun stellt sich immer wieder die Frage, was bekommt der Neurosepatient als Ausgleich, als Ersatz für das, was er aufgeben muss? Die Neurose hat auch immer eine Schutzfunktion. Und so hängt die Antwort auf diese Frage zu einem Teil vom bestehenden Leidensdruck ab, zum anderen von dem Grad der Süchtigkeit nach Liebe und Zuwendung. So mancher aufrichtige Patient stellt allen Ernstes die Frage: "Was mache ich jetzt ohne meine Angst?"

Das krankmachende Unterbewusstsein

Die Psychoregulations-Sätze müssen so gelesen werden, dass sie "von außen" ins Unterbewusstsein hineinwirken. Sie sollen nicht "von innen" heraus kommen, sonst bleiben sie ohnmächtiges Wunschdenken und stellen keine brauchbare Willensübung dar.

Das A-4-Blatt, auf welchem die Sätze geschrieben stehen, die dem Patienten verschrieben werden, beginnt mit einer Anordnung folgenden Wortlautes:

> "Soll die Technik wirksam sein, dann dürfen die folgenden Sätze nur laut, und sie müssen auch theatralisch und willentlich gesprochen werden: so also, dass der Inhalt möglichst kritiklos geglaubt wird."
> "Mit dem Inhalt der Sätze wird unser Traumgeschehen gespeist, und ihm wird die Korrektur unseres Handelns überlassen. Anfangs werden die Sätze deshalb so oft gesprochen, damit ihr Inhalt in die Hirnsubstanz eingeschliffen wird und bei der Traumverarbeitung zur richtigen Bedeutung und Auswirkung kommt."
> "Jeder Absatz sollte fünfmal gelesen und nicht auswendig gelernt werden. Die Sätze dürfen leise gesprochen werden, müssen aber so gelesen werden, als ob sie laut gesprochen wären."

Der letztgenannte Hinweis soll eine Hilfestellung sein für Personen, die keinen Platz dafür haben, ihre Sätze ungestört lesen zu können; z.B. im Büro, oder in einer engen Wohnung. Allerdings dürfen die Sätze nicht ohne die Vorstellung, sie laut zu sprechen, gelesen werden, weil sonst die Möglichkeit bestünde, dass das krankmachende Unterbewusstsein an Kraft gewinnt.

Die Sätze dürfen auf Tonband gesprochen werden, es ist sogar von Vorteil, ein Tonband zu besprechen. Das Band darf aber vom Patienten nicht abgehört werden, weil beim Zuhören das Unterbewusstsein mit negativen Erlebnisanteilen die Oberhand gewinnen könnte. Das Sprechen hat jedoch den Vorteil, dass der Patient etwas verantwortlich ausspricht, was er nicht mehr zurücknehmen kann, etwa so wie bei einem telefonischen Anrufbeantworter. Es geht hierbei darum, dass der Patient das, was er ausgesprochen hat, nicht widerrufen kann. Dies ist eine wirkungsvolle Maßnahme gegen den immer lauernden Widerstand.

All diese Anweisungen müssen unbedingt eingehalten werden, weil sonst der Erfolg ausbleibt. Das Sätzelesen ist wie das Rudern gegen den Strom. Sobald man damit aufhört, bevor das Ziel erreicht ist, treibt man zurück!

Mit den Sätzen der Psychoregulation werden den Patienten die krankhaften, unterbewussten Inhalte bewusst gemacht. Es wird ihnen z.B. das kindliche Erleben, das voller Fürsorge des Vaters oder auch nicht war, ins Gedächtnis gerufen. Mit dem Satz "...damit mir mein Mann mehr väterliche Liebe schenkt" wird z.B. einer Patientin aufgedeckt, dass sie im Mann den Vaterersatz sehen will. Dadurch, dass der Patientin diese Tatsache bewusst gemacht wird, kann diese sich nicht mehr krankhaft auswirken.

"Was ich nicht weiß, macht mich nicht heiß", heißt es. Ja, aber wenn es sich um einen Inhalt handelt, der gefährlich ist, dann ist es oft lebensnotwendig zu wissen, um was es sich handelt. Das Unterbewusstsein arbeitet im Verborgenen für den Menschen, oftmals auch fehlerhaft. Es sammelt positive und negative Erlebnisinhalte. Handelt es sich um negative Inhalte, z.B. Krankheiten oder Schulden, so werden diese oftmals nur unvollständig bewältigt und machen sich häufig zur Unzeit wieder bemerkbar.

Bei manchen Patienten verwende ich statt "positiv und negativ" auch "gut und böse" oder "göttlich und teuflisch". Diese Ausdrucksweise verstärkt die Aussagekraft. So zum Beispiel für einen Alkoholiker. Er will und kann es in seinem Bewusstsein nicht haben, dass er sich mit dem übermäßigen Alkoholgenuss eine Fettleber holen kann. Er will davon nichts wissen, weil er sonst das Trinken aufgeben müsste. Er zieht den weiteren Alkoholgenuss vor, sperrt die neue Erkenntnis in der Sphäre des Unterbewussten ein und wirft dann den Schlüssel hierfür weit von sich. Da muss schon einer kommen, der weiß, was geschehen ist, und der das Widersinnige korrigiert. Was den Neurotiker ständig daran mahnt, ist ein entsprechendes Schuldgefühl, ist Angst. Der Psychotherapeut muss den Neurotiker also wissen lassen, was er in sein Unterbewusstsein eingeschlossen hat, denn nur dann kann er es korrigieren.

Das krankmachende Unterbewusstsein ist immer eine Wunschwelt. Der Patient wird also, wenn er in seinem therapeutischen Bestreben das Krankmachende nur wünscht und nicht will, die unterbewusste Wunschwelt damit fördern, aber nicht bekämpfen können. Letzten Endes kommt es bei jedem einzelnen Patienten darauf an, ob er überhaupt genug Willen hat, gesund zu werden. Wenn ein neurotischer Patient keinem entsprechenden *Leidensdruck* unterliegt, ist ihm kaum zu helfen, auch, wenn er über einen Willen zur Gesundung verfügt.

So verhält es sich zum Beispiel beim Raucher. Der Widerstand, sein Laster aufzugeben, entspricht seinem Mangel an Leidensdruck. Soweit er das Rauchen nur genießt und keinen Leidensdruck verspürt, bedarf er eines sehr starken Willens, um aufhören zu können. War ein Raucher jedoch einem Herzinfarkt ausgesetzt, oder ist er herzinfarktgefährdet, weil er sich durch das übermäßige Rauchen eine Angina pectoris zugezogen hat, so bedarf es meist keiner großen therapeutischen Anstrengung mehr. Es wird ihm relativ leicht fallen, das Rauchen aufzugeben, weil er einem immensen Leidensdruck ausgesetzt ist. Trotzdem kann man den inneren Widerstand eines Rauchers, sein schädigendes Verhalten doch endlich aufzugeben, mit Sätzen speziellen Inhalts brechen, etwa dieser Art: "Ich will rauchen, bis meine Bronchien schwarz sind und sich ein Lungenkrebs bilden muss." Damit schaffe ich bewusst und gewollt einen Leidensdruck.

Der Patient muss die Sätze so gläubig lesen, weil sich nur durch den nötigen Leidensdruck der Widerstand nehmen lässt. Ein Alkoholiker muss ständig willentlich und theatralisch sagen: "Ich will saufen, damit ich eine Fettleber, eine Hirnblutung, eine Entzündung der Bauchspeicheldrüse oder andere lebensgefährliche Zustände bekomme." Oder auch: "Ich will die Achtung vor mir selbst verlieren; darum will ich wieder trinken. Ich will mich dem Alkohol hingeben, um vergessen zu können, wie erbärmlich meine Situation ist. Ja, das will ich!"

Ich weiß, man wird mir den Vorwurf machen, dass ich damit den Neurosepatienten die Therapie vergälle. Das tue ich auch. Man sollte nie vergessen, dass jede Neurose zur Verschlimmerung neigt, und ganz sicher wird der Patient seinen Hang zur neurotischen Erkrankung nicht verlieren, auch wenn ihm vielleicht seine große Angst und seine Beschwerden vorübergehend mit Hilfe einer medikamentösen Therapie genommen wurden. Denn hierbei handelt es sich stets nur um ein temporäres Zudecken seines Leidens.

Ich muss feststellen, dass ich von meinen Patienten im allgemeinen weniger enttäuscht wurde, als von deren Angehörigen, die immer wieder die therapeutischen Maßnahmen von vornherein als zu krass ansahen, und die in ihrer absoluten Inkompetenz glaubten, es dem Angehörigen schuldig zu sein, ihn vor mir retten zu müssen. Nun, Sie können sich vielleicht ganz gut vorstellen, was für Reaktionen ich manchmal bei dieser Therapie zu erleben und zu ertragen hatte.

Fast immer die gleichen Sätze

Es verblüfft, dass die einzelnen Fälle neurotischer Erkrankungen gar nicht so verschieden sind, und man allen Patienten weitgehend die gleichen bejahenden Sätze geben kann. Was sich von Fall zu Fall unterscheidet, sind die jeweiligen Beziehungspersonen, die der Patient mit seiner Angst anspricht bzw. ansprechen möchte.

Dass ich dieses Zugeständnis der individuellen Ansprachеform immer wieder machen muss, liegt daran, dass es sich hier um eine psychotherapeutische und keine medizinische Behandlungsmethode handelt. Sie setzt beim Denken, Erleben und Fühlen an und erfordert viel mehr Offenheit und Erfolgsglauben als das Einnehmen einer Tablette. Die entrüstete Frage einzelner Patienten, wie ihnen denn etwas helfen könne, was gar nicht auf ihren Fall zugeschnitten ist, zeigt ein typisch psychotherapeutisches Problem auf. Man muss dazu wissen, dass der Patient, fühlt er sich nur im geringsten bei seinen neurotischen Fehlleistungen ertappt, sofort dagegen protestiert. Die meisten Patienten, die einen Psychiater oder Psychotherapeuten aufsuchen, sind der Meinung, es handle sich um ihr ureigenstes, ganz persönliches Problem. In Wirklichkeit ist es ähnlich wie bei somatischen Krankheiten, welche untereinander vergleichbar sind und die gleiche oder ähnliche Behandlung erfordern.

Es ist am Anfang immer schwierig, den Patienten zu einer Korrektur dieser Einstellung zu bewegen. So bleibt einem im Moment nichts anderes übrig, als ihm die Frage zu stellen, ob er sich denn schon einmal beim Hersteller einer Schmerztablette oder auch nur beim behandelnden Arzt darüber beschwert habe, dass die gleiche Tablette, die er gegen Zahnschmerzen nehmen musste, vor kurzer

Zeit einem seiner Bekannten gegen Kopfschmerzen verschrieben wurde. Hier wie dort gibt es ähnliche Beschwerden und Wirkungsweisen.

Hat der Patient das Prinzip des Sätzelesens verstanden, so muss sich der gesprochene Text gar nicht genau auf den einzelnen Fall oder die konkrete Situation beziehen. Das damit gesprochene bejahende Denken sucht sich seinen Wirkungsbereich in der Psyche ganz selbständig. Deshalb übergebe ich meinen Patienten die Standardsätze schon zu einem frühen Zeitpunkt der Behandlung.

Probleme beim Sätzelesen

Mancher Patient kehrt, obwohl er fleißig mehrmals täglich seine Sätze liest, deren Inhalt einfach um und sagt, was er nicht wolle. Dies geschieht immer dann, wenn der Patient nicht wirklich an den Inhalt der Sätze glauben will, als vielmehr an deren Verneinung. Die Folge davon ist eine entsprechende Verschlimmerung des Leidens. Ich sage den Patienten immer: "Sagen Sie doch einmal schlimme Dinge, zu denen sie auf keinen Fall fähig sind, z.B. 'Ich will ein Bankeinbrecher sein, oder ich will ein Betrüger sein.' Das können Sie ohne weiteres sagen, so oft Sie wollen, weil es Sie nicht betrifft. Sätze dagegen, deren bedrohlicher, verbotener Inhalt mit Ihren inneren Wünschen in Einklang steht, können Sie nicht ohne Betroffenheit aussprechen."

Bei den vielen Gerüchten, die über die geheimnisvolle Macht der Psychotherapie kursieren, ist es durchaus verständlich, wenn der Patient Angst hat, in eine falsche therapeutische Richtung gedrängt zu werden. Er lehnt sich dagegen erst einmal auf. Er befürchtet, sich mit den Sätzen etwas einzureden, was er gar nicht haben bzw. sein will, also dasjenige noch zu verstärken, von dem er sich lösen will. Durch die Methode der Psychoregulation kann man sich *nichts ein-*

reden. Im Gegenteil: Man kann sich nur etwas, was ohnehin im Unterbewusstsein ist, *ausreden*!

Danebendenken nimmt den Erfolg! Manche Patienten glauben, über die Sätze viel nachdenken zu müssen, oder sie lesen die Sätze so, dass sie während des Lesens an etwas ganz anderes denken. Dass sie eine solche Einstellung pflegen, kann man ihnen geradezu ansehen.

Viele Patienten klagen sich deshalb selbst an. Und es kommt nicht selten vor, dass die Patienten beim Lesen geradezu zwanghaft danebendenken. Aus diesem Grunde lasse ich meine Patienten die Sätze beim ersten Mal vorlesen, damit sie mit der Lesetechnik vertraut werden und der Widerstand überwunden wird. Dies geschieht sofort nach deren Aushändigung, und zwar wird jeder Satz gleich fünfmal hintereinander gelesen, so wie es für die Zukunft vorgeschrieben ist. Ich musste lernen, dass der Patient ohne diese Maßnahme dem krankmachenden Unterbewusstsein häufig ausgeliefert bleibt, wenn er nicht zuvor gemeinsam mit dem Psychotherapeuten das Sätzelesen geübt hat.

Sätze, die zu morden drohen: Ein infantiler, auf kindlicher Entwicklungsstufe stehengebliebener Patient, meinte, dass er unter sonderbaren Bedrückungen litte. Es packte ihn plötzlich die Vorstellung, die Sätze würden ihn ermorden. Es war mir sofort klar, dass er damit seine verkindlichende Angst meinte. Denn ansonsten zeigte er sich willig, las die Sätze richtig, und spürte wohl, dass er Abstand nehmen musste vom Kindseinwollen, das sein bisheriges Leben bestimmte.

Ein solches Erleben wird wohl bei schwereren Fällen immer wieder vorkommen. Dann muss sich der Betroffene entscheiden, entweder sich zum verantwortlichen erwachsenen Menschen zu erziehen, wozu er die Hilfe einer Beziehungsperson in Anspruch nehmen muss. Oder er muss ein leidender Neurotiker bleiben. Vielleicht wird er sogar schizophren oder nimmt sich das Leben. Dies alles liegt auf dem Wege des neurotisch Erkrankten.

Mit dem Üben der Sätze nicht zu früh aufhören! Hat ein Patient eine Besserung erfahren, so zeigt sich dies zuerst in seinem Schriftbild und an seiner Stimme an. Beide werden fester und klarer werden. Im weiteren Verlauf der Besserung ist seine positive Verhaltensänderung nicht mehr zu übersehen. Manchmal glauben meine Patienten, wenn eine erste Besserung oder gar Heilung ihrer Beschwerden eingetreten ist, ihre Sätze nicht mehr so konsequent lesen zu müssen. Umgehend greift der bislang mühsam in Schach gehaltene Teufel in ihnen wieder an, und der Patient liest seine Sätze nicht mehr. Dies hat darin seine Ursache, dass die Verneinungstendenz von den Patienten lange eingeübt wurde - viel länger, als ihre jetzige Therapie hätte dauern können.

Gerade in der beschwerdefreien Zeit wirkt das Sätzelesen am intensivsten, weil Widerstand und Angst während dieser Zeit wegfallen. Und aus diesem Grund stört es mich besonders, wenn manche Patienten zu mir sagen: "Wenn es mir schlecht geht, lese ich meine Sätze." Man sollte die Sätze vor allem auch dann lesen, wenn die Beschwerden nicht vorhanden sind. Denn wenn sie akut sind, provozieren sie das Nein zur Not, und das kann dem Patienten nicht förderlich sein.

Rückfälle: Urlaub stellt immer eine Gefahr für das konsequente Sätzelesen dar. Ich habe des Öfteren schon gehört, dass die Patienten von ihren Begleitern zu sehr abgelenkt wurden, so dass sie die Sätze vernachlässigten, dann womöglich auch noch eine Menge Wein tranken und damit alle guten Vorsätze aufgaben. Das ist in der Praxis ein viel gravierenderes Rückfallproblem, als es sich in diesen Zeilen darstellt. An dieser Stelle möchte ich einflechten, dass jeder

Patient - nicht nur die mit einem Suchtproblem belasteten - *abstinent* leben sollte, wenn er mit der Psychoregulation gesund werden will. Dies gilt übrigens für jede Behandlung seelischer Erkrankungen, was leider zu wenig bekannt ist.

Die Rolle des Willens

"Den Menschen macht sein Wille groß und klein" heißt es bei Schiller. Mit dem Willen scheint der Mensch seine Gesundheit erhalten und der Krankheit vorbeugen zu können. Das Unterbewusstsein scheint dagegen oft krankmachend zu sein. Während der Wille vom Bewusstsein ausgeht und mit offenen Karten spielt, handelt das Unterbewusstsein im Verborgenen und versucht sich in der Verborgenheit zu behaupten. *Das Unterbewusstsein ist in der Verborgenheit wirksam, und es versucht, seine Verborgenheit zu erhalten.*

Die Psychoregulations-Sätze beginnen mit "Ja, ich will...". Diese Bejahung negativer Inhalte stellt für die meisten meiner Patienten zu Beginn ein großes Problem dar. Das willentliche Schauspiel des Sätzelesens ist deshalb so wichtig, weil man im Leben in gewissem Sinne auch eine Art Schauspieler ist - manchmal ein guter, manchmal ein schlechter. Die ungewohnten - weil verdrängten - Anteile der eigenen Person müssen durch die Psychoregulation ins Bewusstsein geholt werden, und zwar durch das Spiel einer anderen Rolle, die einem zunächst nicht liegt.

Man hat den Inhalt der Sätze bewusst zu *wollen*, und nicht zu wünschen oder zu fühlen, denn aus jedem Gefühl spricht wieder die Sprache des Unterbewusstseins. Man hat sich die Nöte *zu Kopfe* zu nehmen, und nicht zu Herzen! Dem ängstlichen Herzen hat man den starken Willen entgegenzusetzen. Der Kopf darf nicht gegen die Not bzw. gegen den Inhalt der Sätze denken. Sagt man zu einer

Not zu zaghaft "Ja", dann spricht das Herz sofort im Sinne von "Nein", und damit ist der Sache nicht gedient.

> Nora N., die als Verkäuferin in einem Juweliergeschäft beschäftigt war, bekam Lust, auch einmal etwas von dem schönen Schmuck, den sie tagaus tagein zum Verkauf in Händen hatte, aber selbst nicht besaß, zu stehlen.
> Ihrem Chef fiel an ihr ein etwas absonderliches Benehmen auf. Er schrieb auf einen Zettel: "Ich will stehlen". Diesen Zettel legte er nun so hin, dass sie auf ihn stoßen und ihn lesen musste. Die Folge davon war, dass sie das Geschriebene sofort auf sich bezog und sich maßlos schämte. Der Nachteil der Aktion war, dass sie kündigte.
> Später stahl Nora N. dann doch. Um dieses Problem endgültig zu lösen, suchte sie meine Praxis auf.

Früher hat mich mein schulmedizinisches Denken immer wieder verleitet, die Psychoregulation nolens volens in den Hintergrund zu rücken. Heute führe ich von vornherein bei allen möglichen Problemstellungen erst einmal die Satztechnik durch. Man weiß, dass jedes Problem mit dem Nein zur Not einhergeht. Also ist es naheliegend, hier die Satztechnik anzuwenden. Hierzu eine persönliche Erfahrung:

> Als ich als junger Arzt im Jahr 1947 einen Vortrag halten musste und starkes Herzklopfen bekam, so dass ich aufgeregt war wie ein Schauspieler vor der Premiere, sagte ich beherzt zu meinem Herzklopfen: "Schneller, schneller, schneller...!", und war dabei dem spürbaren Herzschlag jeweils um den Bruchteil einer Sekunde voraus. Nach etwa einer halben Minute des Übens konnte ich den Vortrag angstfrei beginnen.

Man kann also durch das bejahende Sprechen nicht nur langfristig, sondern oft sehr schnell akute Beschwerden beseitigen. Auf lange Sicht kann man erreichen, dass man Beschwerden nicht mehr bejahen muss: sie treten gar nicht erst auf. Der Mensch bejaht dann bereits sein ganzes Dasein, er wird ein *Positivdenker.*

Buße tun

Manchem Patienten sage ich: "Sie tun gut daran, die vorhandene Not, die Sie sich durch Ihre Beschwerden aufgebürdet haben, als gerechte Strafe für neurotische Verhaltensfehler aus der Vergangenheit anzusehen. Sie sollten Ihre ganze Not unbedingt behalten wollen!" So wird der Patient dazu permanent ermahnt, den richtigen Weg zu gehen mit dem Gefühl, niemandem etwas schuldig zu sein. Auf diese Weise trägt er seine Beschwerden leichter, weil er sie bejaht und sich die Angst vor der Not nimmt.

Es gab in meiner Privatklinik nicht selten Patienten, die das Sätzelesen als Strafaufgabe bezeichneten. Ja, es gab auch solche, die das Sätzelesen als Beten oder Brevierlesen ansahen. Die Übung des Sätzelesens sollte im täglichen Leben des Patienten eine Selbstverständlichkeit werden.

Ich kann nicht oft genug betonen, dass es hauptsächlich um die *Technik* des Sätzelesens geht und nicht um eine negative Grundhaltung zu sich selbst. Je mehr sich der Patient mit seiner eigenen Stimme willentlich korrigierend zum kleinen Kind macht, desto besser wird es ihm gehen, denn es wird der Wunsch seines Unterbewusstseins nach Verkindlichung abgesättigt.

Übertrieben häufiges und zu intensives Lesen weist besonders zu Beginn auf eine kämpferische und selbstverneinende Haltung des Patienten hin. Ein übertriebenes Bejahen einer Not verrät Angst und kann wieder einem Nein zur Not nahekommen. Man darf nicht übersehen, dass dieser negative und krankmachende Anteil der Persönlichkeit, sozusagen *die eigene Schattenseite,* niemand anderer als man selbst ist. Man sollte diese Seite als vorhanden anerkennen und als einen Teil seiner selbst akzeptieren. Das meist vorherrschende Selbstmitleid des Neurotikers kommt natürlich aus der Lust am Leiden. Der Patient sollte zu seiner Schattenseite ein distanziertes, aber dennoch freundliches Verhältnis entwickeln.

Wenn ich mich persönlich einer Not gegenüber sehe (etwa irgendwelchen körperlichen Beschwerden), halte ich es immer so, dass ich diese mit voller Bejahung auf mich nehme. Ich sage nicht etwa, "Nein, das darf nicht wahr sein", sondern "Ja, das ist wahr" und interessiere mich dann fast dankbar dafür, was mir diese Not über meine Beweggründe, sie regelrecht zu suchen, zu sagen hat. Der Mensch ist an den meisten Geschehnissen seines Lebens nur selten unbeteiligt. Aber das ist kein Grund, unter dem, was man falsch gemacht hat, zu leiden. An jeder Not, in die man gerät, ist man selbst durch ein ganz bestimmtes Nein zu einem ganz bestimmten Zeitpunkt beteiligt gewesen. Na und? Es liegt meist an einem selbst, diese Mahnung der Natur ernst zu nehmen und sein Verhalten für die Zukunft zu korrigieren. Man lebt ja noch.

Diese Einstellung möchte ich ganz besonders allen Menschen ans Herz legen, die von einer lang andauernden, vielleicht sogar unheilbaren Krankheit befallen sind.

Der eingebildete Kranke

Der Arzt kennt aus seiner Praxis, und jeder von uns aus seinem täglichen Erleben, den eingebildeten Kranken. In solchen Fällen bringt die Psychoregulation sofortige Besserung.

> Ich habe in meiner Privatklinik in Düsseldorf einmal einen beinahe 80jährigen alten Herrn, Paul O., einen pensionierten Studiendirektor, behandelt. Er kam mit dicken Decken, einer Menge Hauben und Strümpfen an, vor allem aber mit einer entsetzlichen Angst, bald sterben zu müssen.

Wie er mir berichtete, musste er sehr warm gehalten werden und durfte nur dünne Süppchen essen. Genauso dünn sah er auch aus. Und es war ein Jammer, wie er auf sich aufpasste. Dank Psychoregulation gelang es mir bereits innerhalb von ein paar Tagen, Paul O. vollkommen umzuerziehen. Dies gelang mir so gut und so schnell, dass er nach drei Wochen ein ganz anderer Mensch wurde, der z.B. wieder alles essen konnte. Das Erstaunliche aber war, dass er nach dem Klinikaufenthalt eine Reihe von Reisen alleine unternommen hat, und zwar nach Sibirien, nach Ägypten, er unternahm sogar eine Schiffsreise nach Grönland.

Selbstverfasste Sätze

Wenn sich ein Patient eigene Sätze bilden möchte, so soll er deren Formulierung zuerst mit dem Therapeuten besprechen. Grundsätzlich ist natürlich jede Eigeninitiative für den Verlauf der Therapie positiv. Wenn der Patient korrekte Sätze für sich selbst entwerfen kann, so kann er sich damit sehr gut helfen, das liegt schon in seinem guten Willen zur Mitarbeit begründet.

Man muss sich vorstellen, dass der Inhalt der Sätze, die sich ein Patient selbst macht, einen selbstmörderischen Dolchstoß dem eigenen krankmachenden Unterbewusstsein gegenüber darstellt. "Ich will die Liebe meiner Frau für mich alleine haben.", "Ich will meinem Sohn gegenüber ein eifersüchtiger Vater sein." oder "Ich will weiter meinen Schnaps trinken, damit ich eine Fettleber bekomme, eine Leberzirrhose, eine Hirnblutung, oder sonst ein schweres alkoholbedingtes Leiden, das jederzeit auftreten kann".

Wer den Mut hat, solche oder ähnliche Sätze für sich selbst zu schreiben, um sie dann auch vorschriftsmäßig zu lesen und damit gar nicht aufhört, bis sein Sieg über sein Leiden gesichert ist, der kann sich glücklich schätzen. Er wird sein Heil finden, und er wird auch anderen Menschen helfen können.

Solche Sätze, die in einfacher und allgemeiner Form sein Unterbewusstsein sprechen lassen, sollte eigentlich jeder Mensch für sich niederschreiben und regelmäßig lesen, auch wenn er keine Neurose bzw. psychosomatische Erkrankung zu haben glaubt. Dadurch wird die persönliche Reife vorangetrieben.

Für die Technik des selbständigen Sätzebildens ist es unerlässlich, dass die Wunschvorstellung ("Ich will eine Bank ausrauben"), mit der negativen Konsequenz ("Damit ich eingesperrt oder zum Krüppel geschossen werde.") verbunden wird. Andererseits reicht aber auch die Bejahung einer Not, die mit einem eigenen Verlust verbunden ist ("Ich will meine Migräne haben" oder "Ich will mit dem Auto tödlich verunglücken"). Freilich darf sich dabei kein Nein hineinmischen.

Für den Ungeübten kann es dabei anfangs zu Verschlimmerungen kommen. So wird ein Mensch, der Kopfschmerzen hat und diese Kopfschmerzen bejaht, sie zuerst stärker verspüren, ganz einfach deshalb, weil er sich eine Besserung durch das Bejahen erwartet. Gerade das darf er nicht, denn diese Erwartung entspricht einer Verneinung der Beschwerden. Richtig ist es, wenn der von Kopfschmerzen Geplagte sich entspannt auf sein Bett legt oder auf einen Stuhl setzt und seine Schmerzen bejaht, mit den Worten "Ich will starke Kopfschmerzen haben". Weil er jetzt auf die Erleichterung der Beschwerden wartet, werden sich diese in der Regel verstärken. Bleibt er aber standhaft und setzt seinen Satz mit dem bereits bekannten zusätzlichen Satz fort: "Was ich habe, will ich behalten, nur besser werden darf es nicht", so müssten die Kopfschmerzen verschwinden, zumindest aber leichter werden. Dieser Vorgang nimmt sich in der Beschreibung viel komplizierter aus, als er in der Durchführung tatsächlich ist. Es gibt natürlich auch Kopfschmerzen, die nur schwer oder gar nicht mit Hilfe der Psychoregulation zu beseitigen sind. Es handelt sich dabei aber immer um solche, die organischen Ursprungs sind.

Bei einfachen psychischen Verhaltensstörungen darf der Patient die Sätze auch selbst herstellen, muss diese aber auf jeden Fall seinem Therapeuten zeigen. Bei schwereren Störungen sollte der in der Therapie Unerfahrene das Sätzeschreiben sein lassen, weil ihm ein unvorsichtig verwendetes Nein die Beschwerden verstärken würde.

Vorsicht geboten ist in Fällen von Schizophrenien und starken Depressionen, sowie schweren Angstneurosen. Hier kann es bei den Patienten zur falschen Einstellung kommen. Diese Menschen können vielleicht die Sätze formell richtig sprechen, fühlen dabei aber im entgegengesetzten Sinne mit. Das wird jeder Psychotherapeut, der sich der Methode der Psychoregulation bedient, mitunter auch bei einfachen neurotischen Erkrankungen erleben können. Meist liegt hier die Schuld am zu starken Widerstand und am mangelnden Leidensdruck.

Arbeit als Bejahen von Not

Einer meiner Kollegen neigte in seiner Jugend zu Depressionen und diese quälten ihn noch als jungen Arzt. Als sich die Depression wieder einmal ankündigte, ging er in die Stationsküche und fing an, beim Kochen zu helfen, obwohl er selbst keinen Hunger hatte. Durch diese Art von Arbeit fühlte er sich sogleich um einiges besser. Das Aufkommen einer neuen Depression konnte er damit jedenfalls stoppen.

Jede Arbeit, jedes Sich-Betätigen erfordert ein Ja. Diese Erkenntnis ist auch der Grund, warum ich Patienten mit leichteren oder mittelschweren Depressionen nur ungerne arbeitsunfähig schreibe. Sie beginnen dann erst recht zu grübeln und noch depressiver werden. Solche Patienten lasse ich den Satz sagen: "Ich will nicht arbeiten, damit ich noch mehr ins Grübeln komme, damit ich depressiver werde. Ich will viel grübeln, damit es mir noch schlechter geht."

> Eine Patientin - Claudia F. - machte nach fünf Sitzungen immer noch dasselbe verkrampfte Gesicht und gab keine Besserung an. Ich konnte daraus erkennen, dass sie die Sätze nicht richtig gelesen hatte und dass sie immer noch grübelte. Erst leugnete sie das, dann gab sie auf mein Drängen hin doch zu, dass dem so sei. Angeblich musste sie soviel für die Schule lernen.

Die Erfahrung lehrt, dass die Sätze tatsächlich das Grübeln beseitigen, und wer fünf bis sechs Sitzungen hinter sich hat, müsste mit dem Grübeln aufgehört haben; er müsste ein zufriedeneres und entspannteres Gesicht machen. Oft sprechen die Patienten schon beim ersten Wiedersehen von einer merklichen Besserung ihrer Beschwerden.

Für den raschen Behandlungserfolg spielen nicht nur ein guter Wille zur Mitarbeit und der Leidensdruck eine Rolle. Ebenso wichtig sind die Intelligenz des Patienten, seine charakterliche Struktur, seine berufliche Belastung, seine Einsichtsfähigkeit in die inneren Zusammenhänge der Erkrankung, seine Durchsetzungsfähigkeit in beruflicher und privater Hinsicht, sowie eine vielleicht günstige Übertragungsbeziehung zum Therapeuten. Nicht zuletzt aber sind es die Beziehungspersonen, die eine Hauptrolle für den Behandlungserfolg spielen.

Mehr zu Kopf und weniger zu Herzen nehmen!

Um zu erfahren, wie wichtig es ist, sich Erlebnisse *mehr zu Kopf und weniger zu Herzen zu nehmen,* sollte man einmal den Versuch machen, das Erlebte in der Hauptsache zuerst mit dem Gefühl zu verarbeiten. Man würde feststellen, dass dies sehr belastend ist und zu Überspannungen führt. Man sollte also zuerst einmal alles eine ganze Zeitlang "herzlich" verarbeiten und den Stoff dann nur zu Kopfe nehmen, d.h. alles nur verstandesmäßig verarbeiten. Das Ergebnis wäre, dass bei der verstandesmäßigen Verarbeitung plötzlich eine große Ruhe eintritt. Der reife Mensch hat die Wahl zwischen beiden Möglichkeiten. Wer sich die Dinge zu Herzen nimmt, wird Gefahr laufen, sich zu sehr zu freuen, zu ärgern oder traurig zu werden oder den Hass im Herzen schüren. Wer sich zu sehr freut, wird immer die Erfahrung des Himmelhochjauchzens und des Zutodebetrübtseins machen. Darin liegen große Gefahren. Wer sich jedoch die Dinge zu Kopfe nimmt, ist seiner Gefühlswelt nicht ausgeliefert, wird also vom vernünftigen Überlegen Gebrauch machen können.

Das Sätzelesen dient der richtigen Verarbeitung der Erlebnisinhalte, und dies sollte vom Therapeuten immer wieder neu ins Auge gefasst werden. Denn er selbst befindet sich ja täglich in diesem Prozess.

Der Erfolg kann auch ersungen werden

Meine Erfahrung lehrte mich, dass ich, um erfolgreich zu arbeiten, nicht an einen festen Rahmen gebunden bleiben darf. Hierzu gehören auch unerwartete Varianten im Sätzlesen. Ein Beispiel:

> Ein mir sehr gut bekannter Kunstmaler, Ortwin J., der sich mehrmals in Anstaltsbehandlung wegen einer Manie befand - es handelte sich hierbei um einen Enthemmungszustand, der den Charakter einer Psychose hat - wurde von mir wegen eines Rückfalls in seine Krankheit mit der Methode der Psychoregulation behandelt. Die Behandlung fand immer nach dem Kegeln im Auto statt. Er hatte eine laute, wohlklingende Stimme. Wir fuhren hinaus in die Natur, und dort sang er mit lauter Stimme die Sätze. Er gesundete vollkommen und wurde auch nicht mehr rückfällig, weil er die Technik in Händen

> hatte, und die Sätze dauernd, auch zu Hause in seinem Kunstatelier, sang.

Unlängst sagte mir auch eine Patientin: "Doktor, ich schreie die Sätze." Auch dies ist möglich. Entscheidend ist: Ein Patient muss wirklich gesund werden wollen. Das ist der Grund, warum jeder Satz mit einem "Ich will" beginnt. Eine Einschränkung des Willens, nämlich nur zu wünschen oder zu ersehnen, lässt einen Therapieerfolg gar nicht erst zu.

Traumsätze

Viele Neurotiker haben schwere Träume. Eine Traumanalyse bringt meist nicht viel ein. Abgesehen davon, dass zehn Traumdeuter zehn verschiedene Erklärungen für die Träume finden, sollte man das Traumgeschehen schon deshalb in Ruhe lassen, weil es geradezu ein Aktivieren des Grübelstoffes bedeutet. Wenn bei den Traumanalysen überhaupt Erfolge zu verzeichnen sind, dann meist deshalb, weil der Patient den Traumstoff wiederholt, weil ihm klar wird, dass das, was er geträumt hat, eben nur ein Traum war. Man sollte auch eine Erklärung der Träume vermeiden. Ich halte es sogar für richtig, den Patienten einen Traumsatz sagen zu lassen mit folgendem Wortlaut:

> "Ich will schwere Träume träumen, ich will glauben, was ich träume und ich will mich mit den Träumen verängstigen, verkindlichen und kindlich-hilflos machen, damit ich mit dem Traumcomputerergebnis am nächsten Morgen gerädert aufwache".

Mit diesem Satz erreiche ich, dass ich dem negativen Traumgeschehen die Wucht nehme.

Hilfreiche Diagramme

Meinen Patienten veranschauliche ich ihre Problematik gerne anhand verschiedener Diagramme und Schemata. Drei haben sich als besonders hilfreich erwiesen: Die Positiv/Negativkern-Symbolik, das Liebesgefälle-Diagramm und das Gut/Böse-Diagramm.

Die Positiv/Negativkern-Symbolik

Um die Not-Angst-Vorgänge und das Traumerleben besser zu verstehen, habe ich eine schematische Darstellung entwickelt. Diese hat vor allem einen didaktischen Charakter und sollte nicht etwas tatsächlich Existierendes darstellen.

Betrachten Sie sich bitte zunächst die Abbildung 4. Sie werden zwei konzentrische Kreise erblicken, der Innenraum soll den Bereich des Unterbewusstseins, der äußere Ring den des Bewusstseins darstellen.

Alles was wir erleben, erleben wir bewusst. Der Erlebnisstoff wird im Bewusstsein engrammiert, d.h. er wird mehr oder weniger zu einer bleibenden Spur geistiger Eindrücke, sozusagen zu einem Erinnerungsbild verarbeitet.

Uns interessieren zunächst die negativen Erlebnisse, bei denen es sich um eine Verbindung von Not und Angst handelt. Erfährt ein Mensch ein negatives Erlebnis, so zeichnen wir entsprechend der Intensität der Not und der Angst eine kleinere Kugel in den Ring der Bewusstseinssphäre und benennen diese Kugel *Negativkern.* Wir stellen uns dabei vor, dass die Negativkerne massive Metallkugeln darstellen, die Angst ausstrahlen.

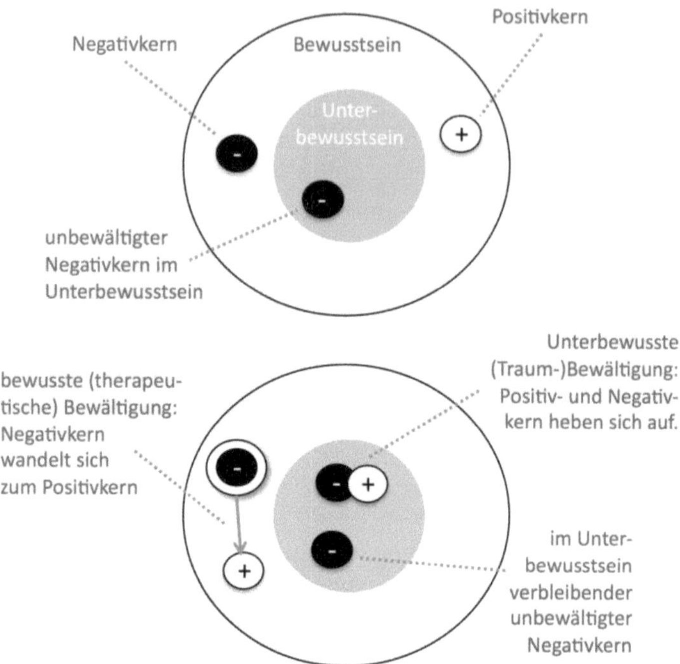

Abbildung 4: *Positiv-/Negativkerne.* Wenn wir negative Erlebnisse (=Negativkerne) nicht am Tage bejahen und bewusst bewältigen, gelangen sie ins Unterbewusstsein und verharren dort, bis sie irgendwann im Traum bewältigt werden. Die Darstellung erhebt keinerlei Anspruch auf wissenschaftliche Gültigkeit, vielmehr hilft sie Patienten, Einsicht in die Notwendigkeit der Bejahung und der bewussten Bewältigung von Problemen zu gewinnen.

Der Mensch muss einen Negativkern bis zum Einschlafen bewältigt haben, sonst gelangt dieser unbewältigt mit dem Einschlafen ins Unterbewusstsein. Dort wartet er auf seine weitere Bewältigung, und er wird im Unterbewusstsein bei der Traumverarbeitung mit einbezogen. Wird der Negativkern dagegen noch am gleichen Tage bewältigt, so wird er mit einem Mantel umzogen, so dass die Angst nicht mehr ausstrahlen kann. Für diesen Fall zeichnen wir einen

Ring um die Kugel. Das Bewältigen eines Negativkerns erfolgt durch die Bejahung der Not. Wird eine Not bejaht, so bedeutet sie für den, der von ihr bedroht wird oder der sie zu ertragen hat, keine Not mehr. Denn eine Not, die ich ernstlich bejahe, die ich also unbedingt haben will, kann ich nicht mehr als Not ansprechen. Denn stets wird die Beseitigung einer Not von ihrem Träger als beglückend empfunden. Daher kann man sagen, die Bejahung einer Not stellt für den Menschen einen positiven Akt dar. Aus dem Negativkern wird damit ein *Positivkern*, der genauso wie ein Negativkern mit dem Einschlafen ins Unterbewusstsein einzieht und dort nach Erlebniskategorien eingeordnet wird.

Wenn ein Mensch viel unbewältigte Not, also viele Negativkerne mit in den Schlaf nimmt, wird er schwere Träume haben. Er wird am Morgen wie gerädert aufstehen, weil er während des Schlafes die negativen Tageserlebnisse im Übermaß bearbeiten musste. Diese gestörte Traumarbeit wirkt in den folgenden Tag hinein. Er wird deprimiert sein und sehr viel mehr Energie aufwenden müssen, das Tagesgeschehen erfolgreich zu bewältigen, als dies eigentlich notwendig wäre. Deshalb sollte für den Menschen die wichtigste Aufgabe im Leben sein, möglichst wenig Negativkerne aufkommen zu lassen und sie, soweit er sie nicht vermeiden kann, rechtzeitig bis zur nächsten Schlafenszeit zu bejahen, zu bewältigen, damit sie ihm nicht zu sehr die Traumwelt belasten.

Ins Unterbewusstsein kommen Negativ- und Positivkerne zur Erlebnisverarbeitung. Findet eine solche Verarbeitung von Negativkernen nicht statt, so bleiben diese solange unbearbeitet, bis sich ein Erlebnis findet, das sich mit einem oder mehreren verbindet. Solche Negativkerne können oft Jahre, ja jahrzehntelang abwartend erhalten bleiben.

Während die Negativkerne störende, nach Lösung schreiende Probleme darstellen, werden die Positivkerne als beruhigende, problemlose Elemente in das Unterbewusstsein eingeordnet, weil es sich bei ihnen um bereits bewältigte Erlebnisse handelt. Die Positivkerne stellen Gegenkräfte zu den Negativkernen dar. Sie bringen für gewöhnlich einen entsprechenden Belastungsausgleich in die Erlebnisverarbeitung, und sie hellen die Erfahrungswelt auf. Das menschliche Leben ist sehr komplex. Bedenkt man, welche Unzahl von Aufgaben ein Mensch den ganzen Tag zu bewältigen hat, erhält man erst eine Vorstellung davon, wie relativ wenige Negativkerne er ansammelt. Sie sind es, die dem Menschen das Leben schwer machen.

Das Positive wird leider nicht in dem Maße erfahren und gewürdigt, wie das Negative. Denn die positive Alltagsbewältigung erfährt man als notwendige Routine, alle Schwierigkeiten und Fehler jedoch als deprimierendes Versagen.

Den Mantel des Positivkerns müssen wir uns aus einem verletzbaren Stoff vorstellen. Die Negativkerne sind massiv und aggressiv, so dass die Positivkerne durch sie in Mitleidenschaft gezogen werden, sofern sie einen verwandten Erlebnisinhalt in sich haben.

Was die Erlebnisverrechnung betrifft, so können Negativkerne durch die Verbindung mit weiteren Negativkernen oder durch ihre weitere Verneinung an Intensität der Angstausstrahlung zunehmen, so wie auch Positivkerne durch weitere Bejahung oder durch weitere Positivkerne beglückend verstärkt werden können. Die Negativkerne können durch richtige Behandlung nachträglich, das heißt, nachdem sie ins Unterbewusstsein eingegangen sind, noch durch Bejahung bewältigt bzw. abgebaut werden. Es hängt von der Intensität der Bejahung ab, wie sehr sich in Zukunft ein Positivkern gegen Angriffe zu wehren vermag.

Natürlich können die Negativkerne auch durch Verneinung noch lange nach der Zeit des Erlebens ausgebaut werden. Ist z.B. ein Mensch durch einen Unfall verunsichert worden, so wird er durch die Wiederholung desselben Unfalls noch unsicherer. Negativkerne können sich jahrzehntelang im Unterbewusstsein abwartend verhalten, und zwar so lange, bis der Mensch einem verwandten Erlebnis im positiven oder negativen Sinne begegnet. Beide verbinden sich und werden zur Verarbeitung herangezogen. Das folgende Beispiel soll dies aufzeigen.

> Ines H., eine 50jährige Frau kam aufgeregt zu mir, mit der Bitte um Hilfe. Sie roch zu Hause überall Gas und befürchtete, man wolle sie ermorden.
> Genaueres Befragen ergab, dass ihr Mann sie betrog. Sie hatte das daran erkennen können, dass er jeden Tag nach fremdem Parfüm roch und seit einer Woche verspätet nach Hause kam. Er verwendete dabei stets die Ausrede, er habe so lange arbeiten müssen. Am Arbeitsplatz freilich war er zu später Stunde telefonisch nie zu erreichen. Dies hatte seine Frau in ihrer Eifersucht natürlich schnell herausgefunden.
> Nun erkannte ich sofort, dass die Frau an einer Psychose litt, die möglicherweise durch eine Kurzschlussreaktion im Unterbewusstsein zustande kam. Sie ist die Folge einer heftigen durch den Erlebnisstoff verursachten Grübelei. Bei dem vermeintlichen Gasgeruch handelte es sich um Halluzinationen (Sinnestäuschungen), die mittels Grübelei ins Unterbewusstsein gebracht wurden und dort im Traumerleben zur Verarbeitung kamen.
> Wieso aber roch sie Gas? Ich fragte sie, ob sie einmal ein Erlebnis mit Gas hatte. Sie antwortete mir, dass ihre Mutter, als sie noch ein Mädchen von etwa 12 Jahren war, einmal gesagt hatte: "Kind, wenn du mit dem Gas so weiterspielst, dann wirst du einmal den Gastod sterben". Diese Drohung hatte sich bei Ines H. im Unterbewusstsein als unbewältigter Negativkern festgesetzt. Hier wartet dieser ab bis er zur Bejahung

findet oder bis er in der Traumverarbeitung seinen Platz findet. Erst die Verbindung des Parfümgeruchs mit einer Bedrohung ihrer Ehe konnte die alten Ängste aktivieren. Und nun traten sie bis zur Vergiftungsidee verstärkt ans Tageslicht.

Ich ließ die Patientin die Standardsätze oft wiederholen und sie zusätzlich den Satz sprechen: "Ich will überall Gas riechen, und ich will den Gastod sterben, ich will, dass man mich umbringt." Weil ihr Leidensdruck groß war, folgte sie auch diszipliniert, und der Erfolg war, dass sie mir bereits am nächsten Tag berichten konnte, dass sie nicht mehr unter der Geruchshalluzination zu leiden und ihre Verfolgungsideen verloren hatte.

Mit ihrem Ehemann führte ich noch eine ernste Unterredung, welche das Eheverhältnis wieder einigermaßen in Ordnung brachte, so dass die Möglichkeit eines Rückfalles der Patientin nurmehr gering war. Ines H. hat sich auch die letzten fünf Jahre seelisch gut gehalten, wovon ich mich anlässlich mit ihr geführter Telefonate überzeugen konnte.

Mit dem Grübeln bringt sich der Mensch selbst in das Gefängnis seiner eigenen Angst, dem er nicht mehr entkommen kann. Es sind die Grübelkerne, d.h. die Negativkerne, deren Not kein Recht hat, die uns in unserem Unterbewusstsein wie mit Blitz und Donner unsere bestehende Ordnung durcheinanderbringen und uns unfähig machen, ein normales Leben zu führen.

Das Liebesgefälle-Diagramm

Das Liebesgefälle-Diagramm ist aus der Technik der Psychoregulation nicht mehr wegzudenken. Es ermöglicht, auf einfache und anschauliche Weise dem Patienten seine Beziehungen zu seinen Beziehungspersonen vor Augen zu führen. Es stellt so etwas wie eine Liebesfähigkeitsleiter dar, auf der die Menschen zeitlebens - je nach persönlicher Reife - auf- und absteigen.

Für einen erfahrenen Psychotherapeuten stellt sich das Problem der Reifebestimmung eines Menschen nicht sehr schwierig dar. Mit gezielten Fragen, z.B. nach der Beziehung zu den Eltern, zu den jetzigen Lebenspartnern, kann er ausreichende Informationen dazu in Erfahrung bringen und das Liebesgefälle-Diagramm skizzieren:

Wir zeichnen dazu zwei parallele Senkrechte und halbieren diese mit einer Waagerechten. Bei den beiden Senkrechten handelt es sich um Reifeskalen, wobei eine - in der Regel die linke Skala - für den Patienten, die andere für dessen engste Beziehungsperson steht. Bildlich gesprochen: Am unteren Ende der linken Skala kommt der Mensch zur Welt. Je reifer er wird, desto höher wird er auf der Skala steigen. Seine Reifung hängt von seinem Fürsorger (Mutter, Vater, etc.) ab, der in der Regel bereits eine höhere Reifestufe auf der zweiten Skala erreicht hat. Nun legt man ein "Verbindungsrohr", durch das die "Milch der Liebe" vom Fürsorger zur Person, die auf einem tieferliegenden Reifepegel eingetragen ist, hinunterfließt. Weil es sich dabei meist um ein Gefälle handelt, sprechen wir vom "Liebesgefälle".

Befindet sich der Fürsorger, bei dem es sich am Anfang des Lebens eines neuen Erdenbürgers in der Regel um die Mutter handelt, noch in einer gewissen Unreife, so wird er seinen Platz unterhalb der mittleren Querlinie finden. Besser wäre, der Fürsorger befände sich auf einer Reifestufe oberhalb der mittleren Querlinie. Denn die Reifestufen unterhalb der Querlinie bedeuten, dass jemand noch selbst der Liebe bedarf. Fehlt dem Fürsorger nun ein Mitmensch, von dem er diese Liebe erhalten kann, dann wird er vielleicht auf das eigene Kind zurückgreifen. Das wird schädliche Auswirkungen auf die Entwicklung des Kindes und auf dessen gesamtes späteres Leben haben.

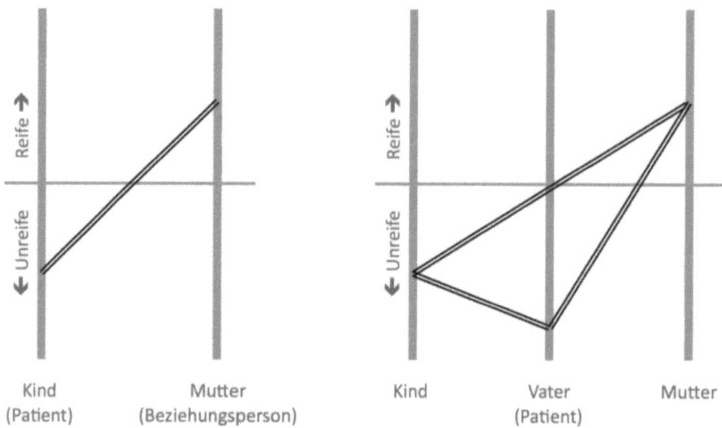

Abbildung 5: *Das Liebesgefälle-Diagramm*. Hiermit erläutere ich meinen Patienten die Beziehungsproblematik. Links ist der Normalfall dargestellt: Eine reife Mutter schenkt ihrem Kind Liebe. Liebe ist das Lösen von Not, z.B. wenn das Kind Angst oder Hunger hat. "Die Milch der Liebe" fließt von der Mutter zum Kind. Rechts ist ein häufig anzutreffender pathologischer Fall dargestellt: Der Neurosekranke (hier der Vater) verkindlicht und verunreift sich, um mehr Liebe zu erhalten als alle anderen, insbesondere mehr als das Kind.

Die Menschen achten nur selten auf die Konstellation der Partner für eine Ehe. Leider ist es so, dass in der Regel zum Zeitpunkt des sich Kennenlernens Unreife von Unreifen angezogen werden. Wenn sich Unreife verbinden, ist ein unglückliches Leben prädestiniert. Sie werden in der Regel alsbald einen Kampf um die Liebe des anderen führen, der zum schicksalhaft angesehenen Unglück führt. Beide werden sich gegenseitig Vorwürfe machen, sei es laut oder leise, wobei einer den anderen von seinem Niveau herunterzuziehen versucht, um selbst die Überlegenheit zu gewinnen.

In dieser Situation kann ein Psychotherapeut hilfreich eingreifen, indem er den Partnern ihre Situation vor Augen stellt und sie zu einer gemeinsamen Nachreifung führt. Ob die Partner unreif sind und wie sehr, kann man meist an ihrem gegenseitigen Vorwürfemachen erkennen und ermessen. Denn Vorwürfe schaffen künstliche Not. Vorwürfe fangen oft recht harmlos an. Meist steigern sich die Kontrahenten immer mehr ins Vorwürfemachen, und das kann üble Folgen haben. Daher gilt als wichtiger Grundsatz: *keine Vorwürfe machen.*

Mit Vorwürfen kann viel Porzellan zerschlagen werden. Dem andern keinen Vorwurf zu machen, auch wenn er berechtigt erscheint, bedeutet, echte Liebe zu schenken. So wie man nicht necken, sich aber geduldig necken lassen soll, so soll man *Vorwürfe ertragen,* selbst aber keine machen. Denn entweder hat derjenige, der den Vorwurf erhebt, recht, dann bedeutet das eine Beschämung für den anderen, was man vermeiden sollte, oder er verdient den Vorwurf gar nicht, dann fällt der Vorwurf auf den, der ihn aussprach zurück. Nicht selten ist es so, dass sich Streitsüchtige im Stillen lieben.

Patienten, die sich mit ihrem Partner nicht vertragen, weil es zwischen ihnen ständig zu Vorwürfen kommt, kläre ich über das Liebesgefälle auf. Ganz besonders sind es solche Partner, von denen sich beide Teile ungefähr im selben Maße als unreif erweisen. Man sollte nicht glauben, wie viel Erfolg man mit der diesbezüglichen einfachen und selbstverständlichen Belehrung erreichen kann. Die Patienten werden aufgefordert, sich Notizen zu machen, wenn einer von ihnen gegen diese Regel verstößt, und sie mir zur nächsten therapeutischen Sitzung mitzubringen.

Auf dem Liebesgefälle-Diagramm können auch mehrere Beziehungspersonen eingetragen werden, z.B. Vater und Sohn, Mutter und Tochter. Dies ist dann von Bedeutung, wenn Eifersucht oder Konkurrenzdenken eine wesentliche Rolle spielen.

Ebenso kann ein Kind, das für eine Partnerschaft eine größere Rolle spielt, als dritte Reifeskala mit einer senkrechten parallelen Linie zwischen die zwei bestehenden eingetragen werden. Denn es kommt nicht selten vor, dass ein Partner auf das Kind (wie Geschwister aufeinander) eifersüchtig ist und sich mit künstlicher Not, mit Grübelnot, so sehr deprimiert, dass er unter den Liebespegel des Kindes absinkt.

Deprimieren heißt: sich herabdrücken. Das Sichherunterdrücken zeigt sich auf der Reifeskala, die dort aufhört, wo der Mensch einmal geboren wurde. So mancher Deprimierte hat diesen Endpegel am unteren Ende seiner Reifeskala schon unterschritten, indem er sich das Leben nahm. Stark neurotische Persönlichkeiten und schwer Depressive sind oft selbstmordgefährdet. Man kann dies dadurch graphisch ausdrücken, dass sich ihr Reifepegel durch Grübeln immer mehr zu dem Punkt hinbewegt, wo sie geboren wurden, und darunter liegt der Tod.

Einem Menschen, der aus Konkurrenz- oder Eifersuchtsgründen den Reifepegel einer Konkurrenzperson unterschritten hat, kann man nur sehr schwer helfen, weil er fürchten muss, dass ihm ein Höhergehen die Möglichkeit der Liebeszufuhr beschneiden würde. Würde sein Liebespegel höher stehen (auf der gleichen Linie), so müsste er seine Liebe zeigen, wozu er jedoch aufgrund seiner Unreife nicht fähig ist. Er muss befürchten, dass er weniger Liebe vom Partner erhielte, als er geben müsste.

Nehmen wir zum Beispiel ein junges Paar, das sich, als es sich kennenlernte, gegenseitig sympathischer und reifer fand als es war, wie dies meistens der Fall ist, wenn zwei Unreife sich begegnen. Nach etwa drei Jahren, in denen sie sich kennenlernen, leben sie sich auseinander. Plötzlich befinden sie sich in der Lage, dass sie sich auf gleicher Höhe der Skala wiederfinden, und dies auch noch im unteren Bereich. Nun versucht einer von beiden, sich mit Grübelnot zu deprimieren, oder einer fängt zu trinken an, oder er geht fremd, und dergleichen mehr, um sich mit solchen Nöten Angst zu verschaffen. Einen solchen Fall erlebte ich in meiner eigenen Praxis:

> Eines Tages sagte Gertrude C., die ihre Vorwürfe immer wieder heruntergeschluckt hatte, zu ihrem Partner: "Jetzt schaue ich dir schon drei Jahre zu, wie Du Abend für Abend vor dem Fernsehkasten sitzt und die Bierflasche zu deinen Füßen stehen hast und eine Flasche nach der anderen austrinkst. Ich habe auch acht Stunden zu arbeiten, muss abends noch kochen und putzen und was tust du? Wenn du wenigstens einmal das Geschirr abtrocknen würdest." Daraufhin stieß der Mann die Bierflasche mit den Füßen um und erwiderte erbost:" Dann gehe ich eben ins Wirtshaus und trinke dort mein Bier, wenn ich hier keine Ruhe finden kann." Und er ging fort. Dies machte er bereits seit Tagen. Sooft er nach Hause kam, gab es Tränen. Dazu meinte er: "Ich habe nur eine flennende Alte, von der will ich nichts mehr wissen." Dann suchte er sich eine Freundin. Seine Freundin war eine Mutter von zwei Kindern und befand sich für ihn auf der Reifeseite der Liebesskala, etwa in gleicher Höhe der Reife, auf der er irrtümlicherweise schon einmal seine Frau vermutete.
> Als Gertrude C. mir davon berichtete, erklärte ich ihr, dass diese Freundin jetzt noch einen höheren Wert für ihn besitze, dass sie aber, nachdem ihr Mann sie besser kennenlernen würde, denselben Weg gehen würde wie sie; denn er würde sich auch bei der Freundin in der Reife täuschen. Seiner Frau gab ich den Rat, seine Sachen zu packen, sie vor die Tür zu stellen und ein neues Schloss an der Wohnungstür anbringen zu lassen. Sie würde so ihr Gesicht wiedergewinnen, sie dürfe aber nicht wieder weinen und ihm Vorwürfe machen.
> Dieses Verhalten imponierte dem Mann. Er bettelte seine Frau an, wieder in die Wohnung kommen zu dürfen. Ich riet ihr dazu, nicht aber zur sofortigen vollständigen Versöhnung. Die Frau befolgte den Ratschlag, und die Ehe wurde besser als je zuvor. Gertrude C. hatte sich mit ihrem Handeln reifer

> als die andere Frau dargestellt, und diese Position behielt sie bei.

Es kann also von Vorteil sein, mehrere Reifeskalen nebeneinanderzustellen. Bedeutsam ist stets die Distanz zwischen der mittleren Querlinie und den höheren Graden an Reife bzw. den niedrigeren Graden an Unreife: je größer diese Distanz, umso mehr kann ein Mensch seinen Partner entweder nach oben oder nach unten ziehen. Besonders augenfällig war dies im folgenden Fall:

> Ich wurde von einer etwa 50jährigen Frau, Dagmar W., aufgesucht, die ihren halb so alten Freund mitbrachte. Ich konnte sofort sehen, dass es sich um ein Mutter-Kind-Verhältnis handelte. Die Dame wollte nun partout, dass ich ihn dazu bewegen sollte, mit ihr auch noch ins Bett zu gehen.
> Ich stellte fest, dass, je mehr sie sich darum bemüht hatte, seine Reaktion war, sich mehr und mehr zu verkindlichen. Er tat dies so sehr, dass er die Symptome einer leichten Schizophrenie aufwies.
> Ich forderte ihn gleich auf, die ersten Standardsätze zu sagen, und zwar zuerst: "Ich will der kleine Moritz von früher sein, und der will ich auch bleiben." Daraufhin meinte er: "Das sage ich gerne." und sagte es freudig. Der zweite Satz lautete: "Ich will weinen und klagen, damit die Mutter kommt und mir hilft." Diesen Satz sagte er noch begeisterter als den ersten. Als ich ihm den dritten Satz nannte, nämlich "Ich will in meiner Freundin die Mutter sehen", sagte er aufgeregt: "Herr Doktor, Sie haben in mein Hirn geschaut!" und verließ meine Praxis und seine Freundin. Diese Behandlung brachte Dagmar W. freilich nicht den von ihr gewünschten Erfolg.

Diese komplizierten, oftmals sehr verwickelten Beziehungen mit unterschiedlicher Reife lassen sich mit dem Liebesgefälle-Diagramm gut zum Ausdruck bringen. Im Liebesgefälle-Diagramm sehen wir auch, dass Kinder um so höher steigen können, je höher der Liebespegel, der Reifegrad der Eltern anzusetzen ist.

Man sollte sich die Skalen des Liebesgefälle-Diagramms als zwei Seile vorstellen. Auf dem einen "klettert" die Mutter hoch, auf dem anderen das Kind, wobei jedes Höherkommen einen Liebesgewinn und zugleich einen Reifegewinn darstellt. Je näher das Kind der Mutter kommt, desto weniger Liebe kann es von der Mutter erhalten. Die Mutter ist so etwas wie die Helferin beim Klettern auf der Reifeleiter. Klettern aber ist schwierig, und so ruft das Kind, wenn es die Nähe der Reifestufe der Mutter erreicht hat, nach ihrer Hilfe, falls die fürs Leben notwendige eigene Reife noch nicht vorhanden ist. Dies führt besonders dann zu Komplikationen, wenn die Mutter fürs Leben noch nicht reif genug ist. So erklärt sich, warum junge Menschen sich so schwer tun, einen richtigen Partner zu finden, in der Schule oder im Beruf versagen oder zu Alkohol und Drogen greifen, warum Partnerschaften so schnell auseinandergehen und vieles andere mehr.

Ich nenne diese Hilfsmethode das Liebesgefälle-Diagramm, weil sich erst aus der Zusammenstellung der Reifeskalen mehrerer Personen ein Bild ergibt, warum und wie es zur vorliegenden Erkrankung kommt. Ich verstehe Liebe als das Lösen von Not. Liebe "fließt" immer in einem mehr oder weniger starken Gefälle von "oben" nach "unten", vom Gebenden zum Nehmenden. Damit will ich weder eine grundsätzliche Unterscheidung in starke und schwache Menschen machen, noch eine grundsätzliche Wertung vornehmen. Reife und Unreife, Liebesfähigkeit und Liebesunfähigkeit entsprechen Rollen, die wir angenommen haben. Um deutlicher zu machen, dass jeder sein Schicksal selbst in der Hand hat, sollte sogar von reifem und unreifem *Verhalten* gesprochen werden - sich selbst und anderen gegenüber.

Das Gut/Böse-Diagramm

Der Phantasie, um bildhafte Darstellungen für die Psyche zu finden, sind keine Grenzen gesetzt. Entscheidend ist, dass dem Patienten geholfen wird, sein Fehlverhalten zu verstehen. Ähnlich wie das Liebesgefälle-Diagramm dient das "Gut/Böse-Diagramm" oder auch "Gott/Teufel-Diagramm" der Aufklärung des Patienten. Ich verwende die Begriffe Gott und Teufel als Symbole für Gut und Böse. Das Diagramm ist anschaulich und unmissverständlich. Es unterstützt meine Bemühungen zur Niederringung des Widerstandes, vor allem nach Rückfällen. Diese treten leider dann auf, wenn die Patienten das Lesen der Sätze vernachlässigen. Ich möchte dies am Beispiel des *Rauchens* darstellen.

In der Regel weiß ein starker Raucher, dass er mit dem Rauchen seinen Körper schädigt und dass er nicht rauchen sollte. Er wird das Wissen um die Nachteile des Rauchens weitgehend verdrängen und sie weglügen. Wenn ich ihm vorhalte, dass er sich durch seinen Nikotinmissbrauch bald einen Herzinfarkt oder Lungenkrebs zuziehen wird, so wird er, und diesen Unsinn glaubt er noch, antworten, sein Großvater habe geraucht, der Vater habe geraucht, und beide seien aus anderen Gründen gestorben und hätten keinen Lungenkrebs und keinen Herzinfarkt bekommen, warum sollte er dann einen bekommen? Er raucht also weiter.

Es ist *teuflisch,* was sich bei einem Raucher in seinem Unterbewusstsein angesammelt hat. Er ist oft schon so süchtig geworden, dass ihn nichts und niemand mehr vom Rauchen abbringen kann. Je mehr er nämlich raucht, desto öfter erfreut er sich an seiner Zigarette. Ein Raucher, dem ich Vorhaltungen machte, dass er am Lungenkrebs umkommen könne, meinte ganz ernst, es sei letzten Endes seine Angelegenheit, wie er sterbe. Nun traf es sich aber, dass dieser Raucher, den ich wissen ließ, dass er ein Gefährdeter in Bezug auf

Lungenkrebs und Herzinfarkt sei, zu husten anfing, nachdem ihm meine Mahnungen immer wieder durch den Kopf gegangen waren. Er nahm sich vor, am nächsten Tag weniger zu rauchen. Er hatte sich damit einen guten Vorsatz gemacht.

Wie wir wissen, ist der Weg zur Hölle mit guten Vorsätzen gepflastert. Der Patient täuscht sein Gewissen, und, in der Vorstellung, am nächsten Tag sowieso weniger zu rauchen, raucht er am selben Tag beinahe das Doppelte. Die Sucht hat einen Sieg davongetragen. Der Teufel wird am nächsten Tag mit noch größerem Druck sein Maß an Zigaretten fordern und erreicht es auch. *Will man sein Fehlverhalten korrigieren, so heißt die unumstößliche Regel: sofort und auf der Stelle damit beginnen!*

Wie kann nun einem Raucherpatienten geholfen werden? Ich gebe dem Raucher zunächst die Standardsätze. Zusätzlich soll der Raucher noch einige Spezialsätze lesen, wie:

> "Ich will mich weiterhin gesundheitlich schädigen, darum will ich auch weiter rauchen. Ich will die Zigarette als Schnuller betrachten, und wird mir eine angeboten, so will ich dies als einen Liebesakt ansehen. Ich will nicht Nein sagen können, ich will weiterrauchen, damit meine Lungen immer schwärzer werden, ich will weiterrauchen, weil ich meine Umwelt zwingen will, Passivraucher zu werden, und weil ich selbst als unangenehm und lästig empfunden werden will. Ich will nicht zu denjenigen gehören, die frei und willensstark sind. Ich will mich überall mit Husten verraten, dass ich ein Raucher bin. Ich will mir immer wieder vornehmen, nicht mehr zu rauchen, weil der Weg zur Hölle mit guten Vorsätzen gepflastert ist. Ich will die nächste Gelegenheit dazu verwenden, rückfällig zu werden."

Wie sieht nun das Gut/Böse-Diagramm aus? Man zeichne einen Kreis, der symbolisch das menschliche Hirn darstellt, und der durch einen senkrechten Strich halbiert wird. Auf der linken Seite befindet sich das Unterbewusstsein, in der rechten Seite das Bewusstsein.

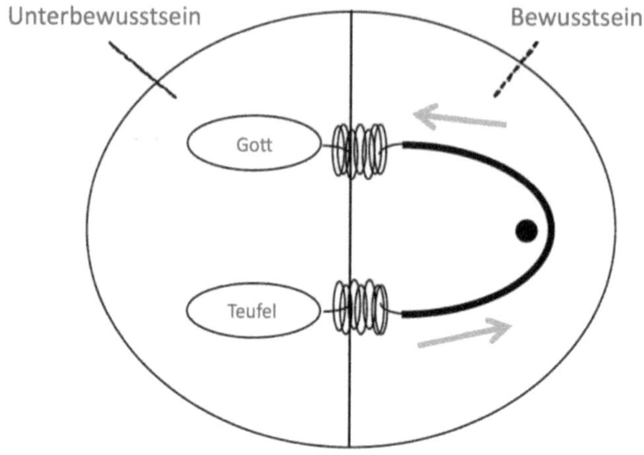

Abbildung 6: *Das Gut-Böse-Diagramm oder auch: Gott-Teufel-Diagramm.*[1] Vielen Patienten stelle ich ihre Neurose als einen moralischen bzw. religiösen Konflikt dar. Das Gute wie das Böse (Gott und Teufel oder auch: gute vs. schlechte Absichten) wirken über das Unterbewusstsein auf das Bewusstsein ein. Gut und Böse stehen in einem Spannungsverhältnis, dargestellt durch die Federverbindungen und das Gelenk (rechts). Zieht eine Seite zu sich (im Diagramm: Gott nach links), so übt auch die andere Seite eine stärkere Zugkraft aus (Teufel wird nach rechts, Richtung Bewusstsein gezogen).

---

[1] Editorische Anmerkung (Mieg): Anders als die beiden anderen Diagramme ist das Gut-Böse-Diagramm nicht selbsterklärend. Es braucht Erläuterung. Ich habe mir das damit erklärt, dass es sich hier ausschließlich um eine negative, warnende Darstellung handelt, die zeigt, wie <u>keine Heilung</u> möglich ist. Suchtabhängige oder deren Eltern mögen hoffen, dass durch kleine Schritte ("gute Vorsätze", z.B. das Rauchen aufzuhören) und Appelle an das Gute Abhilfe möglich ist. Dies, so Stummer, erhöht jedoch das Spannungsverhältnis zum Bösen bzw. dem Teufel, der herausgefordert wird und sein eigenes Gewicht erhöht ("Rauchen ist mir wichtig, nur so finde ich Entspannung"). Im Diagramm: Wird von der Bewusstseinsseite

Auf der Seite des Unterbewusstseins befinden sich zwei ovale Gebilde. Im oberen mag Gott innewohnen, als Symbol für das Gute, im unteren der Teufel, als Symbol für das Böse. In der rechten Hälfte befindet sich ein gebogenes Teil, in welchem sich das aktive Bewusstsein befindet. Im Zentrum dieses gebogenen Teils befindet sich ein Stift, um den es sich bewegt; von den Spitzen aus führt je eine Spiralfeder zu den zwei ovalen Gebilden im Unterbewusstsein. Wenn man Druck in Richtung auf ein ovales Gebilde ausübt, bewegen sich alle drei Teile mit, sie hängen ja in einem Spannungsverhältnis zusammenhängen. Was immer er auch unternimmt, beim süchtigen Raucher unterliegt die Feder von der Teufelsseite her einer Zugspannung. Dasselbe gilt für die Kleptomanen, Exhibitionisten und natürlich für alle Suchtkranken.

Viel problematischer gestaltet sich die Therapie bei lange eingefahrenen Süchten, die häufig zu Rückfällen führen. Ich möchte Ihnen hier die lange, traurige Geschichte von Gerhard L., einem 42-jährigen Patienten, schildern, der vorher immer wieder rückfällig geworden ist. Beruflich war er Beamter der Stadt. Nachdem ich bei ihm eine weitgehend erfolgreiche Therapie durchgeführt hatte, schrieb er für mich folgenden Bericht:

Wenn ich so an meine Kindheit und Jugend zurückdenke,

---

her Druck in Richtung Gott ausgeübt (Dynamik in der oberen Hälfte), so entsteht Zugspannung auf der unteren Teufelseite. Das Diagramm zeigt einen unbewussten Verarbeitungsmechanismus, der den Widerstand gegen Heilung erklären soll. Es muss ein sehr großer Leidensdruck vorliegen oder aber eine nüchterne Herangehensweise, frei von schweren Entzugserscheinungen, damit eine bewusste Verarbeitung möglich wird, beispielsweise durch aktive Bejahung der Sucht, wie im Diagramm der Positiv-/Negativkerne dargestellt vgl. Abb. 4 auf S. 80). Das Gut-Böse-Diagramm ist ein schöner Beleg für die Funktion der Stummerschen Diagramme. Sie dienen ausschließlich der Therapie und taugen kaum als Ansatz für eine Theorie.

habe ich mich eigentlich körperlich nie so richtig wohlgefühlt. Meine Mutter war immer darauf bedacht, dass ich viel und gut esse - ja, sie kaufte für mich immer besondere Stärkungsmittel und Pülverchen ein. Der kleine schmächtige Junge musste essen, damit er groß und stark werden konnte. Vor Aktivitäten wurde ich gebremst. Schonung wurde groß geschrieben. Trotz dieser ganzen übertriebenen körperlichen Fürsorge bin ich alles andere als ein Riese geworden. Im Gegenteil - ich fühlte mich oft müde und abgeschlagen. 1967 wurde bei einer amtsärztlichen Untersuchung eine offenbar seit Geburt bestehende Billirubinämie festgestellt. Meine mehrfachen ärztlichen Besuche wegen meiner Müdigkeit können unter dem Tenor "ohne krankhaften Befund", eine "schwächliche Gesamtkonstitution" abgestempelt werden. Dieser Zustand war für mich sehr unbefriedigend. Über das Brotbacken lernte ich die Naturkost kennen und ich erkannte, dass mein Essverhalten nicht in Ordnung war. Ab 1979 begann ich verschiedene Ernährungsformen zu praktizieren. Im Mai 1979 heiratete ich, gründete damit einen eigenen Hausstand, in dem ich dies auch durchführte. Im Einzelnen möchte ich nennen: Die Mayr-Diät, Schnitzer Rohkost, Trennkost, Vollwertkost, Antiacide Ernährungsform und zuletzt 1984 die Makrobiotik. 1982 machte ich eine stationäre Mayr-Kur, die mich nahezu zum Verhungern brachte. Als der Arzt dort meinte, meine Beschwerden müssten wohl psychischen Ursprungs sein, war ich sehr aufgebracht und wies dies weit von mir.
Bei diesen Ernährungsformen habe ich mir einen idealen Gesundheitsbegriff erarbeitet, der für uns degenerierte Menschen utopisch ist. Ich wusste zuletzt fast nur noch um die negativen Wirkungen von Nahrungsmitteln. Im Ergebnis aß ich zu wenig, zu unregelmäßig (einmal für drei, dann wieder Tage nichts) und wohl auch zu einseitig. Mein Gewicht nahm dadurch zwangsläufig und ungewollt um ca. 15 kg ab. Mein körperlicher Zustand wird mehr oder weniger stark von krampfartigen Schmerzen im Magen-Darmbereich bestimmt.

Ich hatte und habe heute oft kein Gefühl für die richtige Nahrungsmenge. Meine Gedanken kreisten nur noch in mir selber und um mein Bauchweh.
Diese Bauchschmerzen machten mich arbeitsunfähig und führten zu verschiedenen Krankenhausaufenthalten - immer ohne organische Befunde. 1984 waren es fünf Wochen; 1985 fünf Wochen mit einer anschließenden sechswöchigen Therapie in einer psychosomatischen Klinik. Daran schloss sich eine wöchentliche ambulante Therapie an. 1986 strebte ich wieder eine stationäre Behandlung in einer psychosomatischen Klinik an. Das verlangte Mindestaufnahmegewicht von 50 kg schaffte ich nicht. 1987 orientierte ich mich zu einer anderen Klinik. Dort erhielt ich wegen meinen Fressintervallen fünf Wochen lang eine Magensonde und tägliche Sondernahrung mit 3000 Kalorien bei "Zimmerarrest" und Dämpfungsmitteln, damit es auszuhalten war. Vor Leibschmerzen war ich in diesem Hause oft total handlungsunfähig. Mein Aufenthalt dauerte dort fünf Monate. In dieser Zeit überkam mich eine solche Angst vor zu Hause, dass ich u.a. meinen Arbeitgeber um einen neuen Arbeitsplatz bei einem anderen Amt bat. Ich hatte überhaupt kein Selbstvertrauen mehr.
1984 und 1986 wurden unsere beiden Kinder geboren. In den Geburtsphasen ging es mir nie besonders gut. Ich war immer im Krankenstand - konnte aber das Notwendigste erledigen. Bereits 1983 wechselte ich bei meinem Arbeitgeber innerhalb der Abteilung meinen Arbeitsplatz. Ich bewarb mich um einen anspruchsvolleren Posten. Dieser machte mir zwar Spaß, führte aber letztlich zur Überforderung. 1988 zog es mich wieder mit Macht von meinen angestammten Lebensbereichen weg. Meine körperlichen Krampf- und Schmerzzustände standen über allen anderen Lebensinteressen. Nirgendwo war ich am richtigen Ort, ich fühlte mich überfordert und ausgebeutet. Ich war nur auf mich orientiert. Ich fraß so viel und solche Lebensmittel, von denen es mir nicht gut gehen konnte. Ich wollte mich zeitweise zu Tode fressen. Ich wurde dabei allerdings nicht dicker, sondern eher elender.

Meine große Hoffnung war dann ein von einer Arbeitskollegin empfohlener Arzt in München mit einer Privatklinik für Naturheilweisen mit Psychotherapie. Er war zugleich katholischer Priester. Dieser erklärte mir nach fünf Tagen, bei mir mit seinen medizinischen Möglichkeiten überfordert zu sein. Vielleicht spürte er, dass mein Innerstes nicht gesund werden wollte? Mit meinem Einverständnis verlegte er mich in ein normales Krankenhaus.

Der Arzt dort erkannte mein Krankheitsbild sofort richtig, sah die Heilung allerdings nur über Mittel der Psychopharmaka. Rund zwei Monate war ich dort und fühlte, wie mein Zustand jeden Tag schlechter und schlechter wurde; insbesondere verkümmerte meine Seele immer mehr. Ich spürte ein großes Verlangen nach menschlicher Wärme. Selbstmordgedanken beschäftigten mich. Wo sollte ich noch hingehen? Mehrfach hatte ich den Arzt gebeten, mich zu entlassen. Er verstand es jedoch, mich noch etwas hinzuhalten. Zuletzt habe ich es abgelehnt, die persönlichkeitsverändernden Mittel einzunehmen.

Ein guter Bekannter legte mir dann nahe, als letzte Rettung noch Dr. Stummer aufzusuchen. Er vermittelte mir ganz kurzfristig einen Termin. Offiziell noch Patient des Krankenhauses, tat ich dies. Was geschah? Dr. Stummer ließ mich mehrere Sätze lesen. Daraufhin brach meine ganze innere Not beim ersten Gespräch aus mir heraus. Ich erlebte einen totalen seelischen Zusammenbruch. Ich schrie, weinte, wälzte mich auf dem Boden, verkindlichte mich zum Baby, fühlte mich gegenüber meiner ganzen Umwelt, insbesondere gegenüber meiner Frau und den Kindern, als schäbig, schlecht und schuldig. Mich überkam eine riesengroße Angst, wieder in das Krankenhaus zurückzukehren - ich wollte nicht mehr zurück. Vielleicht erlebte und lebte ich mich in diesen Augenblicken einmal ganz selbst?

Mit den Sätzen traf Dr. Stummer mein Innerstes. Völlig erschöpft habe ich dann bei ihm in der Praxis einige Tage geschlafen. Ich hatte vorgehabt, danach wieder zum "Kranken-

> bett" in das Krankenhaus zurückzukehren. Doch es war für mich wie ein Wunder: ich konnte bei Dr. Stummer bleiben. Es war für mich unfassbar, wie mir geschah. Mein anfängliches Misstrauen und meine Angst wichen. Ich merkte, wie ich mich an das Krankenhaus geklammert hatte. Mit der Hilfe von Dr. Stummer war es mir gelungen, aus ihm auszubrechen und eine eigene Entscheidung zu treffen.
> Die folgenden Tage verbrachte ich ohne Medikamente bei Dr. Stummer mit intensivem Sätzelesen, insbesondere dann, wenn mich die Beschwerden zu übermannen drohten. Seine Therapie brachte mir richtig zum Bewusstsein, dass ich mein Leben selbst in die Hand nehmen muss und nicht von anderen erwarten kann, dass sie mir sagen, was ich zu tun habe. Er sagte nie: Jetzt sind Sie gesund, jetzt können Sie heimfahren. Er sagte vielmehr: Wie lange wollen Sie noch hier bleiben? Ich spürte richtig, wie mir mein Leben in meine Verantwortung gelegt wurde - eine Verantwortung, die ich, so glaube ich, noch nie in dieser Weise erfahren hatte.
> Während ich die Literatur von Herrn Dr. Stummer zum Krankheitsbild des neurotisch Kranken erarbeitete, erlebte ich in der Selbsterkenntnis manches Tief. Die aufgezeigten Zusammenhänge, Verhaltensmuster und Erkenntnisse trugen jedoch entscheidend zu meinem gedanklichen Wandlungsprozess bei. Trotz der vorhandenen körperlichen Beschwerden war ich nach zehn Tagen Behandlung bei Dr. Stummer in der Lage zu sagen: "Jetzt fahre ich mit meiner Frau, die mich nach rund drei Monaten Abwesenheit von zu Hause das erste Mal besuchte, nach Hause, dorthin, wo ich hingehöre." Das tat ich auch.

Ich führte bei Gerhard L. die Therapie mittels Sätzelesens durch, ich erläuterte ihm mit Hilfe des Liebesgefälle-Diagramms sein Verhältnis zu seinen Beziehungspersonen, an erster Stelle zu seiner Mutter, dann zu Frau und Kindern, zuletzt zu seinem Arbeitgeber.

Im Falle von Gerhard L. war es besonders notwendig, ihm die *Mechanismen seiner Neurose,* unter anderem mit Hilfe der Diagramme, vor Augen zu führen, um ihm so zur Genesung zu verhelfen. Mit dem Gott/Teufel-Diagramm konnte ich ihn über folgenden, für ihn so schwerwiegenden Zusammenhang aufklären: seine Mutter legte in seiner Kindheit besonderen Wert auf seine "gesunde" Ernährung: an diesem Punkt erfuhr er in besonderem Maße ihre liebende Zuwendung, er entwickelte jedoch im Laufe der Jahre daraus einen neuralgischen Punkt. Immer wenn er in süchtiger Weise Zuwendung erringen wollte, kümmerte er sich in neurotischer Bemühung um seine Ernährung, mittels Diäten etc., die ihn aus seiner unterbewusst absichtlichen Motivation heraus natürlich nicht fördern konnten, so verhungerte er beinahe an der Mayr-Diät. Ein anderes Mal glaubte er an die überwiegend schädlichen Stoffe in der Nahrung, so dass er zu wenig und unregelmäßig aß. All das musste natürlich zu schweren psychosomatischen Magenerkrankungen führen. So belastete er durch sein neurotisches Fehlverhalten immer stärker die teuflische Seite, mit den entsprechenden Folgen: seinem Magenleiden, seiner Arbeitsunfähigkeit.

Ein großer Vorteil der Psychoregulation ist, dass man sie bei vielen Krankheiten, sowohl psychischer wie auch somatischer Natur, anwenden kann. Was die somatischen Erkrankungen betrifft, so wird die positive Einstellung des Patienten zu seinem Leiden den Heilungsprozess in jedem Fall vorantreiben.

Diese Tatsache wird in Zukunft die Behandlung erleichtern. Sie wird vielen Kranken zugute kommen und sie wird wissenschaftlichen Streit ersparen, der so oft schon Ansätze wertvoller Therapien bereits im Keim erstickte. Außerdem sind die Standardsätze so formuliert, dass jeder, der mit der Therapie vertraut ist, sie ohne Schwierigkeiten anwenden kann.

Kapitel 3: Therapiebeispiele aus meiner Praxis

Gehen wir davon aus, dass sich der Mensch mit Grübeln seine neurotischen Inhalte schafft, und lässt man gelten, dass er sich damit liebende Zuwendung über die Angst verschaffen will, so müssen wir zu dieser Art von Krankheitserscheinungen eine ganze Reihe zählen. Vor allem sind es sämtliche Formen der Depressionen, weil sie das Produkt von verneinter Not sind, also mit enormer Angst einhergehen. Dazu kommen die psychosomatischen Erkrankungen, weil diese ebenfalls ihren Bestand dem Nein zur Not verdanken, und letzten Endes müssen wir alle Krankheiten, die mit Angst einhergehen, dazuzählen. Als die für die Therapie der Psychoregulation günstigsten Zustände haben sich die neurotischen Depressionen herausgestellt.

Depressionen: künstliche Not in Reinform

Die reaktive Depression

Depressionen und Neurosen sind aus Sicht der Psychoregulation ein und dasselbe, nur mit dem Unterschied, dass bei den Depressionen die angstauslösende Not einer stärkeren Verneinung unterliegt. Bei der reaktiven Depression handelt es sich in den meisten Fällen um eine neurotische Depression. Im Mittelpunkt steht ein Erlebnis, das Kummer bereitet und traurig stimmt, z.B. der Tod eines geliebten Menschen oder eine Scheidung. Dieses Erlebnis wird neurotisch verarbeitet. Reaktive Depressionen, so sie nicht von allein verschwinden, können mit Psychoregulation behandelt werden.

Die endogene Depression

Als endogen werden solche Depressionen bezeichnet, die scheinbar von innen heraus, ohne äußeren Anlass ausbrechen. Der reaktiven Depression liegt eine reale Not als Ursache zugrunde, während man von einer endogenen Depression dann spricht, wenn zunächst keine Ursache zu finden ist. Sehr oft ist es so, dass die reaktive Depression der Anlass für die Entwicklung einer endogene Komponente ist. Wenn man sich heute über den Begriff der endogenen Depression den Kopf zerbricht, dann deshalb, weil man in der sogenannten endogenen Depression eine unheilbare Krankheit zu erkennen glaubt. In Wirklichkeit sind mit den unheilbaren Fällen diejenigen gemeint, die der Therapeut nicht zu meistern weiß. Der Psychiater K. S. sagte dazu: "Die Psychiatrie als empirische Wissenschaft tut gut daran, bei den endogenen Psychosen an dem Postulat der Krankheit als Arbeitshypothese festzuhalten." Dieser Auffassung haben sich die meisten führenden Psychiater angeschlossen. Einige Autoren bezeichnen die endogene Depression als eine Verlegenheitsdiagnose.

Ich mache keinen Unterschied zwischen Neurosen und Psychosen, zu denen die endogenen Depressionen zählen, daher muss ich etwas in die Historie gehen. Der Begriff Neurose ist nur aus einer medizingeschichtlichen Herkunft zu verstehen. Von dem schottischen Arzt William Cullen 1776 eingeführt, sollte Neurose von Neuritis unterscheiden. So wurde Neurose zunächst für alle nichtentzündlichen Krankheiten des Nervensystems und der Psyche gebraucht. Seitdem hat der Neurosebegriff eine fortschreitende Einengung erfahren. Zunächst wurden die organischen Nervenkrankheiten und damit auch die organisch bedingten Psychosen abgetrennt. In einem weiteren Schritt, der mit der Verfeinerung der diagnostischen Mittel bis in die Gegenwart reicht, schieden die psychischen Entwicklungsstörungen bei somatischen Varianten aus

(Hirnschädigungen, endokrine Krankheiten usw.). Der nächste Schritt, der bis heute noch umstritten, aber diagnostisch unausweichlich ist, war die Abgrenzung der endogenen Psychosen. Streckenweise eigengesetzlich ablaufend, nur teilweise von der Umwelt formbar, mit bleibenden Einschränkungen der Persönlichkeit einhergehend, legen sie eine Trennung nahe. Neurosen erscheinen demgegenüber als normalpsychologisch einfühlbare, in ihrer Symptomatik wie auch in ihrer Entwicklung verstehbare Störungen. Im Lauf der Zeit wurden zudem die Konfliktreaktionen und die psychopathischen Entwicklungen von den Neurosen abgegrenzt. Psychopathologie, Verlauf, Ursachen und die verschiedenen Methoden in der Behandlung legen eine solche Differenzierung nahe. Da sie jedoch bei der Methode der Psychoregulation therapeutisch nicht von Nutzen ist, verzichte ich auf diese Differenzierung.

Nicht selten ist es bei der endogenen Depression so, dass die erkrankte Person nicht gesünder werden kann, weil sie sonst einer dritten Person Liebe schenken müsste, etwa einem Kind, dessen Liebespegel sie unterschritten hat. Und warum kann ein endogen Depressiver nach etwa fünf bis sechs Monaten depressiver Phase seine Depression auch ohne Behandlung verlieren? Meines Erachtens deshalb, weil diese Person aufhört, Nein zur Not zu sagen, wodurch sie sich zu Beginn der Erkrankung in die Depression gebracht hat. Das trifft deshalb zu, weil sie mit ihrer Angst von der angesprochenen Beziehungsperson keine notnehmende Reaktion erfahren konnte. Und sie gibt es sozusagen auf, mit der Angst um Liebe zu kämpfen. Eine solche Person, die ein halbes Jahr vorher ihre Wahnideen laut werden ließ, wird im Laufe der Zeit, enttäuscht von der Reaktionslosigkeit ihrer Umwelt auf ihre Not hin, immer ruhiger, sie träumt plötzlich schöner, der Schlaf bessert sich, das Ja findet wieder Platz und oft findet sie wieder in das Leben vor der Depression zurück.

Freilich bleibt der endogen Depressive immer ein zum Rückfall neigender Patient, weil die eigentlichen Ursachen nicht behoben sind. Manchmal ist es so, dass der vorübergehend gesundete, depressive Patient in jenes Milieu zurückkehrt, das ihn krank gemacht hat. In einem solchen Fall kommt es nicht selten vor, dass der Patient bereits nach kurzer Zeit rückfällig wird und erneut im Krankenhaus aufgenommen werden muss. Auch ist bekannt, dass die Ärzte einen solchen Verlauf und sogar einen Selbstmord befürchten, den der Betreffende in seiner Verzweiflung begehen könnte. Dann trifft das zu, was man einen "Voodoo-Tod" nennen könnte: der Depressive muss sterben, weil er keine Liebe bekommt bzw. keine mehr erwartet. Einen solchen Liebestod-Selbstmord müssen sich dann immer die Verwandten und wer sonst als Beziehungsperson angesprochen werden kann, zum Vorwurf machen. Von Schuld kann freilich nicht gesprochen werden, weil es sich bei diesen Beziehungspersonen meist selbst um unreife, durch Grübeln verkindlichte Menschen handelt. Daher ist es eine Angelegenheit der Ärzte und Psychotherapeuten, zu prüfen, ob ein depressiver Patient in das häusliche Milieu entlassen werden kann, oder ob andere Maßnahmen getroffen werden müssen.

Sind Depressionen vererbbar?

Depressionen sind m.E. nicht vererbbar. Der große Irrtum der Vererbbarkeit, der sich lange Zeit in der Psychiatrie erhalten hat, fußte auf der Tatsache, dass Vorfahren, wie Mutter oder Vater, Tante oder Onkel, zwar eine Depression erlebt haben, sie aber teils aus Schicksalsgründen, teils aus irgendwelchen anderen Gründen bekamen, welche diese Personen unreif erhalten haben. Es ist ein psychotherapeutischer Kunstfehler, jemandem einzureden, seine Depression sei eine ererbte Krankheit; dann nämlich braucht ein solcher Patient von sich aus gar nichts mehr gegen die Erkrankung zu tun.

Die Symptome einer Depression

Man muss davon ausgehen, dass jedes Nein zur Not eine gewisse Depression schaffen kann und dass die meisten Depressionen, wenn nicht sogar alle, von diesem Symptom ausgehen. Denn letzten Endes ist die Angst das tragende Moment der Depression, und diese Angst kann immer nur aus dem Nein zu einer Not entstehen. Es scheint so zu sein, dass die depressive Traurigkeit das anhaltende Echo einer traurigen Idee ist, die der Patient, um sein Ziel zu erreichen, für längere Zeit beibehält. Es handelt sich hierbei um Grübelideen. Schon in den Augen von Philippe Pinel und Jean-Étienne Esquirol (zwei französische Ärzte, die in der zweiten Hälfte des 18. Jahrhunderts arbeiteten und am Beginn der modernen Psychiatrie stehen) erscheint der Melancholiker als das Opfer einer von ihm selbst geschaffenen Idee, die in ihm ein parasitäres Eigenleben führt. Gelingt es, diese zu vertreiben, zu zerstören, aufzulösen, wird die Krankheit vollständig und von selbst verschwinden. Nach Pinel besteht die wichtigste Aufgabe der Behandlung des Melancholikers in der Zerstörung seiner ausschließlichen Wahnvorstellungen.

Erreicht ein Patient mit seiner künstlichen Not nicht das, was er eigentlich erreichen will, oder wird er durch ein Erlebnis sehr geschockt, so steigert er manchmal seine Grübelideen inhaltlich bzw. er verneint dann intensiver, und schafft sich somit eine Wahnidee. Das Entstehen einer Wahnidee hängt auch von der langen Dauer ein und desselben Grübelstoffes ab. Meist hat der Patient ein Überangebot von ungelösten Problemen in seiner Traumwelt zu verarbeiten, so dass er damit nicht bzw. nicht rechtzeitig vor Beendigung der Nacht fertig wird, was als Endergebnis eine psychotische Wahnidee zeitigt (inhaltliche Denkstörung, ein unmittelbar oder aus einem inneren Bedürfnis entstandenes krankhaftes, unkorrigierbares Fehlurteil). Eine Depression bahnt sich meist mit Grübeln an. Der Patient kann aus diesem Grund nicht einschlafen. Es kommt zur körperlichen Abgeschlagenheit, zur Müdigkeit, zur Appetitlosigkeit, er verliert die Lust zur Sexualität, die Verdauung ist gestört, es kommt zu Gewichtsverlusten, er wird von einer trübsinnigen Stimmung erfasst, Angst plagt ihn, und vor allem hat jeder Depressive Schuldgefühle. Er weicht vor Menschen zurück, denen er sonst zugetan war, er bewegt sich verlangsamt, und was sein Denkvermögen betrifft, so ist er leistungsschwach und nicht selten greift er zum Alkohol, weil dieser ihm Vergessen verspricht.

> Einen schönen Erfolg erreichte ich bei einer schweren Depression von Ulrike B., einer 20jährigen Patientin, die in meine Privatklinik gebracht wurde. Sie kotete und nässte ein und benahm sich wie ein zweijähriges Kind. Ursache dieses Zustandes war, dass die Eltern ihrer Schwester, nachdem diese ertrank, sehr nachtrauerten. Sie hat sich mit Grübeln, durch das Verneinen ihrer Vorstellungsnot, wieder zum Kleinkind gemacht. Sie sprach auch wie eine Zweijährige mit kindlicher Stimme. Sie konnte nicht laufen, sich überhaupt nicht auf den Beinen halten. Meine erste Maßnahme war, dass ich die Mutter veranlasste, bei dem Mädchen zu bleiben. Dann gab ich ihr vorsichtig Sätze, die ihr ihre Verkindlichung aufdeckten, vor allem auch die Eifersucht auf die Schwester. Es dauerte keine Woche und das kindliche Wesen wurde wieder eine stattliche junge Dame.

Die klimakterische Depression

Die klimakterische Depression hat meines Erachtens nichts mit einer hormonellen Umstellung zu tun. Ich habe mit meiner bewährten Methode der Psychoregulation bereits im Jahr 1958 mehrere Fälle von klimakterischen Depressionen mit zusätzlichem Heilschlaf erfolgreich behandeln können. Ursächlich spielt dabei die

Tatsache eine Rolle, dass die Patientinnen keine Kinder mehr bekommen können, Angst davor haben, sexuell nicht mehr mithalten zu können, oder sich zu alt fühlen. Ich habe jedenfalls in all den Fällen keine hormonelle Behandlung durchgeführt, sondern lediglich dieselbe Methode, die ich bei der neurotischen Depression sowie bei den übrigen Depressionen auch mit Erfolg anwende, nämlich die Methode der Psychoregulation in Verbindung mit einer Schlafbehandlung.

Die Altersdepression

Hier handelt es sich um eine Depressionsform, bei der die Angst vor dem Alter und dem damit verbundenen nahen Tode das Geschehen bestimmt. Die viel diskutierte Altersdepression, bei der man die Arteriosklerose in den Vordergrund stellte, habe ich fast nie erlebt. Freilich gibt es Menschen, die nachgewiesen starke arteriosklerotische Veränderungen der Hirngefäße aufweisen, jedoch sind die meisten Altersdepressionen rein psychischer Natur und sind Neurosen - so wie es eine Menge Fälle von hochgradiger Arteriosklerose des Hirns ohne Depression gibt.

> Eine 76jährige Dame, Heidrun A., wurde zur stationären Behandlung in meine Privatklinik gebracht. Die Patientin wohnte mit ihrem Bruder in einer benachbarten Stadt. Sie war sehr vatergebunden und hing in gesteigertem Maße an ihm. Er hatte jedoch wenig Zeit für sie, und die liebe, gute, sehr zarte alte Dame geriet mehr und mehr durch Grübeleien in eine Depression. Das änderte freilich nichts an der Zeitnot ihres Bruders, der im Kirchenrat beschäftigt war. Schließlich drehte sie das Gas an ihrem Herd auf, ohne es jedoch zu entzünden, ließ das heiße Bügeleisen auf den Kleidern stehen und verbrannte diese, und dergleichen mehr. Als sie in meiner Klinik aufgenommen wurde, verwechselte sie den Sommer mit dem Winter, wusste kein Datum und war auch sonst hochgradig vergesslich. Mit meiner Therapie gelang es mir, sie wieder so

gut herzustellen, dass sie bereits nach vier Wochen Klinikaufenthalt gesund nach Hause entlassen werden konnte.

Depressive und ihre Träume

Träume spielen bei allen Depressionen eine wesentliche Rolle. Ja, wir können sagen, dass alle Depressionen aus der Verarbeitung von Erlebnissen des Tages durch die nächtliche Traumarbeit entstehen. Das ist auch der Grund, warum Depressive häufig so schwere Träume haben. Depressionen, ebenso wie die Schizophrenien, sind meines Erachtens Produkte der Traumarbeit und zwar dann, wenn die Erlebnisse, die dabei eine Rolle spielen, durch die Traumarbeit nicht mehr geordnet werden können. Dann wacht der Patient am Morgen mit dieser Unordnung seiner verarbeiteten negativen Erlebnisse auf. Es handelt sich bei den Erlebnissen in der Hauptsache um die Folgeerscheinungen davon, nämlich um die Grübelergebnisse. Der Patient ist, nachdem er mit der Traumunordnung am Morgen aufwacht, erschüttert und grübelt aus diesem Grunde weiter, wodurch es zur Verschlechterung der Neurosen, Depressionen oder Psychosen kommt.

> Dietmar C., ein 30jähriger Student, bat mich um Hilfe. "Ich leide seit dem 19. Lebensjahr an starken Depressionen und nehme dazu auch noch ab. Die Gründe dafür kann ich nicht erklären. In der Hauptsache plagen mich Alpträume. Ich bin nahe daran gewesen, mir das Leben zu nehmen." Auf die Frage, wie er sich umbringen wollte, meinte er: "Schmerzlos, mit Tabletten. Leider habe ich keine. Ich glaube an mehrere Leben hintereinander." Verzweifelt sagte er: "Wie komme ich hier heraus. Ich habe panische Angst. Ich habe schon das Gefühl gehabt, es stehe jemand neben mir, der mir mit dem Leben droht. Ich habe Angst davor, ich weiß nicht, was ich machen soll. Ich kann mich nicht mehr konzentrieren. Es kommen einfach die Gedanken zwangsweise, ich kann sie nicht abwehren. Ich versuche zwar, meine Aufgaben zu lösen, weiß

> aber nicht, wie. Heute Nacht habe ich die Kontrolle über mein rechtes Auge verloren, dann kam eine Spannung in mein linkes Bein und ich verspürte eine Lähmung. Ich bin überzeugt, wenn ich nicht aufgesprungen wäre, wäre ich gelähmt. Im Traum werde ich von Menschen geknebelt, dann schneidet man mir die Arme auf und ich muss verbluten. Bevor ich tot bin, wache ich dann wieder auf. Oder: Ich werde an einen Baum gebunden und die Menschen schießen mit Pfeilen auf mich, bis ich mit größten Qualen wieder aufwache."

Ich fasse es als Beweisen für die Richtigkeit der Psychoregulation auf, dass mit ihrer angstlösenden Wirkung auch Alpträume beseitigt werden können. Der Patient muss sich im Wachzustand vornehmen, den Alptraum wieder zu träumen, mit den Worten: "Ich will diesen Alptraum wieder träumen." Dabei muss er sich Trauminhalt genau wiedergeben. Ein solcher Patient wird zwar noch träumen, aber auf keinen Fall mehr mit Spannung und Qualen. Wenn es mir gelingt, dem Patienten mit meiner Methode seine Alpträume zu nehmen, nehme ich ihm damit auch den großen Widerstand gegen die Behandlung, und der Patient hat meist sofort ein besseres Vertrauen. Auch ein solcher Patient muss die Standard-Sätze lesen.

Therapeutisches Vorgehen

Der depressiv Kranke will krank sein, um Beachtung zu finden und sich damit Liebe zu verschaffen. Der Depressive hat immer ein Schuldgefühl. Dies ist auch der Grund, warum er sich nicht entschließen kann, einen Psychiater oder einen Arzt aufzusuchen. Selbstquälerisch nimmt er immer wieder einen Anlauf, findet aber nicht die Kraft dazu. Er glaubt auch, niemandem etwas geben zu können und ist davon überzeugt, keine Änderung seines Zustandes zu erreichen. Man muss ihn, will man ihn zum Arzt bringen, immer dazu zwingen. Aber auch dann ist er misstrauisch. Und soll er in der Klinik, in die man ihn gebracht hat, bleiben, so muss man ihn meist festhalten, weil er mit den Anverwandten wieder nach Hause gehen möchte, sobald er eine Gelegenheit dazu sieht. Findet er im behandelnden Arzt die geeignete Beziehungsperson, dann ist es ein Leichtes, ihn zu halten. Ein melancholisch Kranker macht den Zugang immer schwierig. Geht er freiwillig in die Klinik, dann meist nur bei ganz starkem Leidensdruck. Es ist allerdings als gutes Zeichen und als Beginn einer Besserung aufzufassen, wenn er gleich nach der Aufnahme in der Klinik bleibt. Es liegt weniger an mangelnder Entschlusskraft, dass sich ein Patient wehrt, in der Klinik zu bleiben, als primär daran, dass er an der Not hängen bleiben und keine Besserung haben will. Er will vor allem seine Beziehungsperson nicht missen, um ja weiter klagen zu können.

Will also ein Therapeut einen Behandlungserfolg erreichen, so muss er als erstes ausfindig machen, welcher Beziehungsperson des Neurotikers das Liebefordern gilt, und er muss herausfinden, mit welchen Schwächen er der Beziehungsperson imponieren will. Bei den Schwächen handelt es sich in erster Linie um Grübelnöte, aus denen der Neurotiker entgegen seinem mahnenden Schuldbewusstsein seine Ängste erzeugt. Immer aber, und damit muss jeder Psychotherapeut rechnen, spricht der Melancholiker mit seiner Angst eine, wenn nicht sogar mehrere Beziehungspersonen an. Diese müssen in den Standardsätzen deutlich herausgestellt werden.

> Helmut G., ein etwa 50jähriger Zahnarzt kam zur Aufnahme in meine Düsseldorfer Privatklinik. Er war sehr muttergebunden und hing enorm an seiner Frau. Er hatte einen Sohn, mit dem er in Konkurrenz um die Liebe seiner Frau stand. Als der Sohn beim Abitur durchfiel, stand dieser mit seinem Schmerz im Mittelpunkt der Familie und übervorteilte damit den Vater in Hinsicht auf die liebende Zuwendung der Mutter. Der Patient konnte diesen Tiefschlag nicht verkraften. Zuerst versuchte er, sich damit zu helfen, dass er seine Frau

eifersüchtig machen wollte. Er sperrte sich mit seiner Assistentin in seinem Behandlungszimmer ein, in der Erwartung, dass man ihn durchs Schlüsselloch beobachten würde. Dies befriedigte ihn anscheinend nicht, und er kam auf die Idee, es so ähnlich zu machen wie sein Sohn. Er behauptete, sämtliches zahnärztliche Fachwissen vergessen zu haben. Er dachte sich dabei sicher, dass seine Frau jetzt Angst bekäme, er könne kein Geld mehr verdienen. Im übrigen verkindlichte er sich vollkommen. Als die ganze Familie ihn sodann in meine Klinik brachte, benahm er sich wie ein kleiner Junge von sechs Jahren. Er stellte sich in eine Zimmerecke und sagte weinend und in einem herzzerreißenden Ton: "Und jetzt geht ihr alle fort, und mich lasst ihr hier ganz allein."
Helmut G., der sich zwar unter einem starken Leidensdruck befand, beruflich jedoch ein sehr gutes Durchsetzungsvermögen zeigte, hatte sich letzten Endes willig den psychotherapeutischen Maßnahmen unterworfen. Als ich ihn zum Chef der Universitäts-Zahnklinik schickte, der ihn bezüglich seiner Kenntnisse prüfen sollte, drehte Helmut G.. den Spieß um und bewies mit besonderen Kenntnissen, um wieviel überlegener er seinem Sohn war. Dies zeigte er wohl auch deshalb, damit er bald wieder unter die Fittiche seiner Frau kommen konnte.
Die Therapie mittels Psychoregulation hat ihn bald vollkommen geheilt, und er konnte sein Leben besser leben als je zuvor.

Um den Vaterersatz geht es bei dem Fall einer 33jährigen Frau:

Tanja M. berichtete bei der Aufnahme in meiner Privatklinik folgende Situation: "Ich bin seelisch und körperlich am Ende. Jeder Morgen ist eine Qual für mich, fast jede Nacht bin ich schlaflos. Meine drei Kinder sind sechs, vier und eineinhalb Jahre alt. Meine Hausarbeit ist ein unübersehbarer Berg, und ich weine ununterbrochen. Meinem Mann jammere ich jeden Abend etwas vor, wie schrecklich der Tag wieder war. Ich kann kaum etwas essen, ich rauche wie ein Schlot, und als die

beiden ältesten Kinder an Scharlach erkrankten, wurde es noch schlimmer. Ich bekam starke Angstgefühle, die sich auf verschiedene Weise bemerkbar machen, starkes Sausen im Kopf, das Gefühl, nach hinten fallen zu müssen, einen trockenen Mund und vor allem Selbstmordgedanken. Ich hatte nicht mehr den Mut, unseren Balkon in der vierten Etage zu betreten, weil ich glaubte, runterspringen zu müssen. Kalzium und Vitaminspritzen, die mir der Hausarzt gab, halfen nichts. So kam ich zu Ihnen in die Therapie.
Mein Vater war Arzt. Er hatte sehr viel zu tun und konnte sich um uns drei Kinder nicht kümmern. Ich habe noch einen älteren Bruder und eine jüngere Schwester. Meine Mutter vernachlässigte uns Mädchen und hing mehr an meinem Bruder. Sie selbst hatte einen Vater, der an Multipler Sklerose litt, und hat von diesem nicht viel Liebe erfahren, vor allem weil er durch die Krankheit sehr auf sich selbst zurückgeworfen war.
Ich habe die Volksschule besucht und das Gymnasium mit Abitur abgeschlossen und habe im Anschluss daran begonnen, Medizin zu studieren. Während des Studiums lernte ich meinen zukünftigen Mann kennen, mit dem ich mich anfangs ganz gut verstanden habe. Als er nach etwa einem Jahr sein Studium fertig hatte, heirateten wir. Er hatte eine Mutter, die sich sehr an ihn hängte und umgekehrt war dies auch der Fall. Wir bemühten uns beide, gut miteinander auszukommen, aber bereits im ersten Jahr unserer Ehe kam es immer wieder zu Auseinandersetzungen zwischen uns. Ich bekam von meinem Mann drei Kinder. Ich wurde immer trauriger und genoss es, wenn mir mein Mann liebende Zuwendung schenkte. Mein Vater gab mir Psychopharmaka, ich hatte aber das Gefühl, dass mir diese nicht halfen. So ging ich zu einem Nervenarzt, der mir ein Antidepressivum verschrieb, das mir auch nicht half, und mich höchstens noch schwerer in meine Misere hineinzog."
Nachdem ich die Krankengeschichte aufgenommen hatte, fing ich sofort mit der Therapie an. Ich erklärte ihr zuerst das

"Gott/Teufel-Diagramm", weil ich fürchtete, dass die Patientin größten Widerstand zeigen würde. Außerdem bekam sie Sätze, die sie mehrmals täglich willentlich, theatralisch und so, dass sie den Inhalt möglichst glaubte, lesen musste.
Diese Therapie kam ziemlich schnell zum sicheren Erfolg.
Der Inhalt der Sätze, welche die Patientin zu lesen hatte, war: "Ich will das kleine Tanchen von früher sein und das will ich auch bleiben. Ich will nicht reifer und erwachsener werden, ich will vielmehr weinen und klagen, will kindlich-hilflos und hilfsbedürftig erscheinen, damit der Vater kommt und mir hilft, ganz besonders aber mein Mann."
Tatsächlich war und blieb es ein ständiger Wunsch von Tanja M., das kleine Kind von früher zu sein, als sie noch vom Vater Küsschen bekam und liebkost wurde. Das Unterbewusstsein jedoch verteidigt diesen Wunsch und richtet ihn ständig an die entsprechende Beziehungsperson. Der Ehemann oder der Partner sind dabei Vaterersatz. Vaterersatz kann aber auch eine Beziehungsperson sein, die väterlich imponiert.

Der erwachsene Mensch darf sich nicht mit seiner Angst, die er durch die Verneinung von Grübelnot schafft, an seine Beziehungspersonen wenden. Sich aus Grübelnot, d.h. aus künstlicher Not, mit bewusster Verneinung Angst zu schaffen, ist daher verboten. Tanja M. durfte mit einem Satz wie "Ich will das kleine Mädchen von früher sein, will weinen und klagen, mich kindlich-hilflos machen, damit der Vater kommt und mir hilft" ihre unbewussten Wünsche laut aussprechen, was sie bisher immer vermieden hatte. Dieser erste Satz scheint wohl einer der wirksamsten der ganzen Satztechnik zu sein.

Der zweite Satz heißt: "Not macht Angst und Angst macht kindlich-hilflos und hilfsbedürftig, und das will ich sein, damit ich von allen Menschen, die mir Liebe schenken könnten, möglichst viel Liebe bekomme. Besonders aber von meinem Manne." Der Ehemann ist die nächstbeste Beziehungsperson und daher kommt er als wichtigste Person in Frage, sofern er eine liebegebende Person ist oder es war, so er schon verstorben ist.

Der dritte Satz lautet: "Damit ich immer in großer Not bin, und möglichst viel Angst bekomme, will ich alles schwerer nehmen was ich erlebe, und vor allem will ich immer wieder grübeln, das heißt ich will mir Notvorstellungen machen und mich damit verängstigen, verkindlichen, kindlich-hilflos und hilfsbedürftig machen." Dieser Satz lässt dem Patienten sein notmachendes Tun und Denken bewusst werden.

Der vierte Satz lautet: "Ich will heute Nacht schwere Träume träumen, ich will glauben was ich träume, und ich will mich mit meinen Träumen verängstigen, verkindlichen, kindlich-hilflos und hilfsbedürftig machen, damit ich morgen früh als Traumcomputer-Ergebnis den alten Trott wieder weiterlebe." Auch dieser Satz dient der Bejahung krankhaften unterbewussten Inhalts.

Zusätzlich wird dann noch ein Rat gegeben, der heißt: "Um das Grübeln und Schwernehmen leichter zu verlieren, soll man den ganzen Tag über jede Not, jedes unangenehme Erleben immer sofort bejahen, weil bejahte Not keine Angst nach sich zieht, während die Verneinung von Not immer so heftige Angst schafft, wie man die jeweilige Not heftig verneint."

Die Satztechnik genügt eigentlich schon, um eine baldige Besserung des neurotischen Zustandsbildes zu erreichen. Denn eine Not, die man bejaht, wird die Angst verlieren, weil eine bejahte Not, also eine Not die man haben will, de facto keine Not mehr ist.

> 20 Jahre später bedankte sich Tanja M. noch einmal für die gelungene Behandlung und schrieb: "Ich kann sagen, dass ich durch die Therapie ein glücklicher Mensch geworden und geblieben bin. Meinem Mann bin ich sehr dankbar, dass er mich damals nicht allein gelassen hat. Unsere Kinder haben

sich gut entwickelt und sind bereits bis auf das jüngste alle aus dem Haus."

Depression und Selbstmord

Ein Depressiver ist immer dann suizidgefährdet, wenn er vermeintlich keine Liebe mehr zu erwarten hat. Dabei muss man freilich ins Kalkül ziehen, dass es sich bei einer solchen Liebe um eine echte handeln muss, um eine gebende, die Not lösende. Es genügt nicht, für den Depressiven etwas zu tun, für ihn nur schlichtweg zu sorgen. Der Depressive muss hundertprozentig davon überzeugt sein, Liebe zu bekommen. In Wirklichkeit will sich der depressive Suizidgefährdete sein Leben gar nicht nehmen. Er kämpft bis zum letzten Augenblick mit ganz großer Kraft dagegen an. Er sagt Nein dazu, weil er sich durch die Steigerung seiner Not Liebe verspricht. Aber die Qualen, die er leidet, verpflichten ihn, den Selbstmord zu begehen, und weil er sich bis zur Kindlichkeit verunreift und für niemanden mehr verantwortlich fühlt, selbst für sich nicht, fällt es ihm auch nicht schwer, den Selbstmord durchzuführen.

Wenn ein Erwachsener an Gott glaubt, so kann man ihn unter Umständen verpflichten, Gott zuliebe sich nicht umzubringen, weil Gott die Liebe ist. Er erwidert damit die Liebe Gottes, während ein harter Selbstmord ein totales Abwenden von Gott darstellt. Auch ein Ehrenwort kann einen Suizidgefährdeten schon einmal davor bewahren, sich das Leben zu nehmen. Man sollte sich darauf aber nicht verlassen.

Wir unterscheiden Selbstmordversuche und den harten Selbstmord. Mit dem Selbstmordversuch streben die Patienten nichts anderes an, als das, was sie mit ihrer künstlichen Not zu erreichen bezwecken. Sie wollen damit immer ihre Beziehungsperson ansprechen, und nicht selten gelingt ihnen dies auch. Selbstmordgedanken sind ein Teil der Grübelnot. Wenn man Menschen, die einen Selbstmord androhen, barsch anschreien, sie sollen es doch endlich tun, so geschieht meist gar nichts. Versucht man hingegen Menschen davon abhalten, so kann es tatsächlich zum Selbstmord kommen. Man muss jedoch in beiden Situationen die notwendige Vorsicht walten lassen.

Ein Mensch droht solange mit Selbstmord, solange er sich damit noch Liebe erwarten kann. Wer allerdings eine harsche Abfuhr erfährt, so als könne ohnehin keine Liebe erreicht werden, der reagiert meist nicht mit dem Wahrmachen seiner Drohung. So im Fall von Vera G.:

> Vera G., die an einem depressiven Zustand litt, hatte sich in meiner Privatklinik am zweiten Tag nach der Aufnahme recht sonderbar benommen. Sie war in der letzten Zeit zweimal in einer geschlossenen Anstalt untergebracht worden, bekam dort Elektroschocks und drohte ständig damit, sich umzubringen. Schon bei der ersten Visite, die ich am Tag nach ihrer Aufnahme machte, strangulierte sie sich so sehr, dass ich eine Patientin mit ganz blauem Kopf vor mir hatte. Anfangs merkte ich die Ursache hierfür noch nicht. Deshalb fragte ich sie, ob sie Medikamente geschluckt habe. Plötzlich erkannte ich, dass sie ein seidenes Tuch um den Hals geschlungen hatte, das mit einem Knoten versehen war. Ich nahm an, dass sie sich zudem mit beiden Händen stranguliert hatte. Trotz dieser Tatsachen konnte ich bestenfalls von einem "Selbstmordversüchlein" sprechen. Ohne mich auch nur im geringsten aufzuregen, ordnete ich an, dass eine Krankenschwester in ihrem Zimmer übernachten müsse. Daraufhin fing die Patientin zu sprechen an und sagte: "Sie sind wohl bange, dass ich mich umbringe?" Worauf mich heiliger Zorn packte, und ich sie grob anfuhr mit den Worten: "Sie sind wohl überzeugt, dass ich Ihnen nicht helfen kann, das glauben aber nur Sie. Ich werde Ihnen aber helfen, da bin ich sicher! Ich werde es fertigbringen, dass Sie sich mit Ihrem Schicksal abfinden. Haben Sie nicht selbst gesagt, 'es ist alles aus, alles ist verfahren

und nichts mehr gutzumachen'. Ich werde dafür sorgen, dass Sie sich an die neue Situation gewöhnen. Sie sollen sich darauf vorbereiten, dass Sie nicht ins Gefängnis kommen, wie Sie sich das vorgestellt haben, denn ich bin überzeugt, Sie sind kein besserungsfähiger Mensch. Ins Gefängnis aber kommen Leute, die besserungsfähig sind. Wie Sie selbst zu erkennen glauben, sind Sie in Ihrem Leben ein ziemlicher Unmensch gewesen, und haben Freunden und Verwandten das Leben schwer gemacht. Auch haben Sie Ihr Kind durch Ihr Verhalten geschädigt und Sie würden Ihr Kind auch weiterhin schädigen, wenn Sie nach Hause könnten. Ich werde dafür sorgen, dass Sie zeitlebens in der Heilanstalt bleiben. Ich werde deshalb sofort ein nervenärztliches Gutachten ausarbeiten."

Als ich sah, dass diese Ausführungen die Patientin schwer beeindruckten, hörte ich damit gar nicht mehr auf. Und als ich sah, dass sie vollkommen zerknirscht war, gab ich ihr nochmals eine Chance, sich zu bessern. Ich gab ihr Sätze und bereits am nächsten Tag war sie wie ausgewechselt. Ja, sie half sogar mit, Ordnung zu machen und von Selbstmordversuch war nicht mehr die Rede. Die Patientin hat damit die Regulierung ihrer Psyche erfahren, sie hat zur Ordnung zurückgefunden.

Wenn man weiß, dass ein Patient endogen depressiv ist, so muss man ihn solange er die Krankheitssymptome zeigt, internieren, weil der Selbstmordversuch des endogen Depressiven im allgemeinen ebenso unvorhersehbar wie erfolgreich ist. Genau betrachtet ist ein endogen Depressiver das ganze Leben lang, auch in gesunden Zeiten, selbstmordgefährdet. Wenn zum Beispiel ein endogen Depressiver nach einer Behandlung in einer geschlossenen Anstalt, sei es dass er durch eine Elektroschockbehandlung oder medikamentös "gesunden" wird, nach Hause entlassen wird, so kann er sich, kaum angekommen, sofort das Leben nehmen. Vielleicht sind es dieselben Gründe, die ihn vor der Einweisung ins Krankenhaus krank gemacht haben: mangelnde Liebeszuwendung, Enttäuschungen und dergleichen mehr.

Über den Behandlungserfolg bei endogen Depressiven

Ein endogen Depressiver, der mit Antidepressiva oder Elektroschocks behandelt wird und nicht psychologisch, neigt jederzeit zum Rückfall, er ist meines Erachtens ein unheilbarer Patient. Die Mittel, die man heute noch verwendet, um einen endogen Depressiven zu behandeln, führen nur zu einer vorübergehenden Besserung, aber nicht zur Heilung, weil die Ursachen damit nicht behoben werden. Man spricht von einer "Drehtürtherapie", wenn Patienten, die mit den bekannten Mitteln - Medikamenten oder Elektroschocks - "geheilt" werden, immer wieder nachbehandelt. Wenn man aber bei der Melancholie bzw. bei der endogenen Depression schon weiß, wie selbstmordgefährdet ein solcher Patient ist, ja dass er sogar in seiner Krankheit imstande ist, seine Verwandten mit in den Tod zu nehmen, so ist es an der Zeit, es mit der Methode der Psychoregulation zu versuchen.

Ich habe in meiner Privatklinik in Düsseldorf eine Menge Depressiver behandelt, keinen aber länger als vier Wochen. Grundsätzlich habe ich mit den Sätzen einen Heilschlaf verbunden, weil ich davon ausging, dass der Patient in den Zeiten in denen er wach ist, das ist morgens, mittags und abends, die Sätze liest, die er dann im Traum verarbeitet. Der Patient kommt durch die lange Schlafzeit zu keinem Grübeln, so dass er dadurch den Erfolg nicht rückgängig machen kann. Meines Erachtens ist diese Kombination von Schlafkur plus Sätzelesen die ideale Lösung zur Heilung der Depressiven in einer Klinik.

Die endogene Depression wird mit der Methode der Psychoregulation ebenso wie jede andere Depression behandelt. Der Patient muss jedoch überwacht werden. Die Psychiatrie behauptet, dass eine endogene Depression psychotherapeutisch nicht mit Erfolg behandelt werden kann. Das Gegenteil ist aber der Fall: man muss erlebt haben, wie schnell ein endogen Depressiver seine Wahnideen verliert, sobald er sie bejahen muss. Manchmal erreicht man durch die Bejahung einer in Satzform gekleideten Wahnidee, dass sich der Rest der Erkrankung von selbst normalisiert. Fast gewinnt man bei einem solchen Fall den Eindruck, man hat den Kranken bei einer Lüge ertappt, so dass das ganze "Lügennetz" zusammenbricht.

Text-Abbildung 7 (drei Seiten): Vertextung einer typischen VHS-Videoaufnahme (1990er Jahre) mit zwei Sequenzen (VORHER - NACHHER). Man sieht nur den Patienten, einen Mann von Mitte 40. Man hört zudem die Stimme von Dr. Stummer. Die Aufnahme erfolgte in Stummers Praxisräumen in München.

VORHER

Stummer:	Warum sind Sie zu mir gekommen?
Patient:	Ich leide unter Depressionen und unter einer Lebensunlust, teilweise
Stummer:	Wie drückt sich die Depression noch aus?
Patient:	Ich bin oft sehr niedergeschlagen und grübele sehr und hatte auch schon Selbstmordgedanken
Stummer:	Haben Sie da an etwas Bestimmtes gedacht?
Patient:	An etwas Bestimmtes so direkt nicht, aber wenn vielleicht so als Unfall getarnt, oder so vielleicht dann
Stummer:	So einen ähnlichen Fall hatte ich erst vor kurzem. Und jetzt wollen Sie, dass ich Ihnen helfe.
Patient:	Ja, ja
Stummer:	Darf ich Sie jetzt mal fragen: wie stehen Sie zu Ihrem Vater?
Patient:	Ich habe ein gutes Verhältnis zu meinem Vater, seitdem ich selbstständig bin, ja
Stummer:	Seitdem Sie selbstständig sind
Patient:	Ja, ja
Stummer:	Und früher?
Patient:	In der Kindheit und in der Jugendzeit vor allem war das Verhältnis nicht so gut.
Stummer:	War es nicht so gut
Patient:	Ja
Stummer:	Und wie stehen Sie zu Ihrer Mutter?
Patient:	Auch eigentlich sehr gut, ja
Stummer:	Hält die Mutter zum Vater oder hält sie zu den Kindern?
Patient:	Das kann ich nicht genau beantworten, da bin ich mir nicht klar darüber
Stummer:	Ja, ja
Patient:	Ich glaube aber dass, es kommt auf den Fall darauf an, worum es geht, die hält mal zum Vater und mal zu den Kindern
Stummer:	Wieviel Kinder sind denn da gewesen?
Patient:	Wir waren fünf Kinder
Stummer:	Leben die noch?
Patient:	Leben alle noch, und wir haben alle ein ziemlich gutes Verhältnis zu den Eltern, wir gehen regelmäßig hin, besuchen sie und gehen zum Bergsteigen gemeinsam, machen Ausflüge gemeinsam
Stummer:	Haben Sie Schwestern auch?
Patient:	Zwei Schwestern
Stummer:	Zwei Schwestern. Und wie ist denn die Mutter zu den Schwestern? Besser oder schlechter?
Patient:	Sehr schwer, das kann ich nicht sagen
Stummer:	Nächste Frage: Wie war denn der Vater zu den Schwestern?
Patient:	Ich glaub nicht so streng wie zu den Söhnen
Stummer:	Nicht so streng wie zu den Söhnen
Patient:	Ja, ja
Stummer:	War doch ein gewisses Konkurrenzverhältnis da zwischen den Söhnen und Ihnen
Patient:	Ja, ja
Stummer:	Und was haben Sie für eine Schulbildung gemacht?
Patient:	Also, ich habe fünf Jahre Volksschule und dann sechs Jahre Gymnasium. Mit dem Abschluss der mittleren Reife habe ich aufgehört.

Stummer:	Und was sind Sie geworden?
Patient:	Dann habe ich den Beruf des Versicherungskaufmanns gelernt und bin jetzt Versicherungskaufmann, ja
Stummer:	Und dann haben Sie Ihre Frau kennen gelernt, wann haben Sie die kennen gelernt?
Patient:	Mit 21 Jahren
Stummer:	Was hatte die für einen Vater?
Patient:	Meine Frau kannte Ihren Vater nicht
Stummer:	Kannte Ihren Vater nicht
Patient:	Kannte nicht, der ist vermisst während des Krieges
Stummer:	Kinder haben Sie auch bekommen, nicht?
Patient:	Ja, ja. Also wir mussten eigentlich wegen des Sohnes heiraten, wegen des ersten Kindes. In Anführungszeichen "mussten".
Stummer:	Wie stehen Sie zu Ihrem Sohn? Einen Sohn haben Sie
Patient:	Und eine Tochter
Stummer:	Zu Ihrem Sohn haben Sie kein richtiges Verhältnis
Patient:	Kein richtiges Verhältnis, leider ja
Stummer:	Oder überhaupt keines
Patient:	Wir tun uns sehr schwer, also dass wir überhaupt ins Gespräch kommen, ja
Stummer:	Also ich seh das so, dass Ihre Frau den Vaterersatz bei Ihnen sucht, wird wohl der Fall sein
Patient:	Könnte sein, ja
Stummer:	Aber sie hat ja die Kinder, an die sie sich halten kann, besonders auch Ihren Sohn, den sie verwöhnt, sicher verwöhnt
Patient:	Das möchte ich also nicht sagen, dass sie ihn verwöhnt, ich glaub nicht, dass sie ihn verwöhnt
Stummer:	Ihnen zuliebe tut sie es nicht
Patient:	Das könnte sein, ja
Stummer:	Zumindest scheint es so
Patient:	Ich glaube, dass sie ihn nicht verwöhnt, er wächst normal auf
Stummer:	Sie bemüht sich gerecht zu bleiben
Patient:	Ja, auf jeden Fall, ja
Stummer:	Haben Sie das Gefühl jünger zu sein, als Sie sind?
Patient:	Ich glaube schon, ja
Stummer:	Glauben Sie
Patient:	ja
Stummer:	Haben Sie ein Konkurrenzverhältnis zu Ihrem Sohn wahrscheinlich?
Patient:	Ich habe mich bei dem Gedanken ertappt schon mal, ja, ich kann es nicht glauben eigentlich
Stummer:	Sie wollen es nicht gern glauben, weil es einer Versündigung gleichkommt
Patient:	Wenn meine Frau ihn irgendwie krault wie man sagt, (g)streichelt, dann kommt es schon vor, dass ich irgendwie grantig werde, ja
Stummer:	Eifersüchtig
Patient:	Eifersüchtig vielleicht, ja
Stummer:	Das Krankheitsbild ist ganz klar: Warum ich Sie filmisch aufgenommen habe, ist damit Sie das darstellen und damit Sie dann ein anderer werden nach der Therapie. dann machen wir wieder eine Aufnahme, dann sind Sie ein völlig anderer Mensch. Ich habe eine Technik, mit der ich mich bei solchen Fällen in ganz kurzer Zeit durchsetzen kann. Da werden Sie wohl sehr froh sein darum.
Patient:	Da bin ich sehr froh dann, ja, ja
Stummer:	Das soll auch der Wissenschaft zur Verfügung gestellt werden, wenn Sie nichts dagegen haben.
Patient:	Nein, nein.
Stummer:	Also dann, bis in Wochen, dann stellen Sie sich wieder zur Verfügung, und wir sehen gemeinsam, wie es Ihnen geht
Patient:	Gut, Herr Doktor, ja

NACHHER

Stummer:	Wann waren Sie das letzte Mal bei mir? Ich meine, das erste Mal.
Patient:	Vor etwa drei Wochen
Stummer:	Und jetzt haben Sie die Therapie durchgeführt
Patient:	Ja
Stummer:	Und, was haben Sie gemacht?
Patient:	Ich sage die Sätze jeden Tag auf, die Sie mir aufgeschrieben haben.
Stummer:	Wie oft?
Patient:	Ja, 15 bis 20 Mal am Tag
Stummer:	Oh, so oft. Das ist sehr fein. Wie geht es Ihnen?
Patient:	Ich bin recht zufrieden, ich habe keine Depressionen mehr, habe noch etwas Kopfweh, habe ich ab und zu noch, Spannungskopfschmerzen
Stummer:	Noch etwas Kopfschmerzen
Patient:	Mit dem Durchschlafen klappt's auch noch nicht so
Stummer:	Mit dem Durchschlafen. Aber die Hauptsymptome Ihrer Erkrankung haben Sie verloren.
Patient:	Ja, ja
Stummer:	Die sind weg. Was war das?
Patient:	Ich hatte Depressionen.
Stummer:	Was noch? Die Gedanken, die Sie hatten?
Patient:	Selbstmordabsichten. Keine Lebenslust mehr. Ist weg, völlig weg.
Stummer:	Hat sich sonst was geändert? Wie steht's mit der Arbeit?
Patient:	Gut, ja ja
Stummer:	Arbeitslustig, sind Sie interessiert an den Dingen?
Patient:	Ja, sicher
Stummer:	Wie steht's mit dem Verhältnis zu Ihrer Umwelt?
Patient:	Ist gut, hab keine Probleme
Stummer:	Hat sich das gebessert?
Patient:	Ich hatte vorher auch keine großen Probleme mit der Umwelt
Stummer:	Umwelt nicht
Patient:	Nein, nein
Stummer:	Wie ist denn das Verhältnis zu Ihrem Sohn?
Patient:	Ist besser geworden, glaube ich
Stummer:	Ja
Patient:	Ja, wir kommen jetzt leichter ins Gespräch und unterhalten uns auch ab und zu, ist etwas besser
Stummer:	Alles in allem: Wie sehr hat sich der Zustand gebessert, wenn Sie das prozentuell ausdrücken würden?
Patient:	Ja, Großteil ist besser, ich würde sagen 70%
Stummer:	Wieviel?
Patient:	gebessert ja, 70
Stummer:	70
Patient:	würde ich sagen
Stummer:	Wenn Sie jetzt aus der Behandlung entlassen werden würden, könnten Sie damit leben, wäre es soweit gut?
Patient:	Ich könnte so leben, ja, ich bin so zufrieden jetzt, wie es ist.
Stummer:	Sie sind zufrieden
Patient:	Ja
Stummer:	Und wie war es zuerst? Da waren Sie sehr unzufrieden?
Patient:	Sehr unzufrieden, ja, ich wollte, ich sah keinen Ausweg mehr. Ich konnte nicht so weiterleben, mit dieser ständigen Angst und Depression, ja
Stummer:	Sehr schön, dann machen Sie also fleißig noch mit und weiter, lesen Sie fleißig weiter und kommen Sie auch zu den Sitzungen. Jetzt hatten Sie im Ganzen drei Sitzungen?
Patient:	Die dritte heute, die dritte Gesamtsitzung, einmal allein und dreimal so.
Stummer:	Dankeschön, dann wollen wir sehen, wie es weitergeht.

Schizophrenie: auch Psychosen sind heilbar

Die Symptome einer Schizophrenie

Psychotische Patienten verhalten sich so, wie man sich typische Psychiatriepatienten vorstellt. Sie meinen zum Beispiel Stimmen zu hören, die über sie reden und ihr Tun kommentieren. Oder sie meinen, Angehörige wollten sie vergiften. Von diesen Überzeugungen lassen sie sich nicht abbringen. Auch ist ihr Reden und Denken manchmal so sprunghaft, dass es für andere Menschen nicht mehr verständlich ist. Die Symptome treten in Schüben auf, dazwischen können Phasen liegen, in denen die Patienten völlig "normal" erscheinen.

Entstehung der Schizophrenie

Eine Schizophrenie - wie jede Psychose - geht aus einer Neurose hervor. Beiden liegt eine Sucht nach Liebe zugrunde, und beide Zustände werden durch Grübeln erzeugt. Schizophrenien entstehen meist dann, wenn in der Kindheit beide Elternteile ihre Fürsorgepflicht dem Kind gegenüber grob vernachlässigt haben oder eine ausreichende Betreuung aus einem anderen Grunde nicht gewährleistet war. Dann findet das Kind nicht zur reifenden Ordnung, es wird ein Grübler, und die neurotische Entwicklung wird rasch ihren Lauf nehmen. Die Negativ- und Grübelkerne (vgl. Abbildung 4 auf S. 80) werden überhand nehmen, die Arbeit des menschlichen Traumgeschehens wird bis zum Morgen nicht beendet sein, und die Angst, die sich durch die unverarbeiteten Erlebnisstoffe entwickelt und krankmachend auswirkt, wird beim Neurosepatienten in die Psychose übergehen. Ich weiß, dass nicht alle Psychiater diese Ansicht teilen, sie stützt sich jedoch auf jahrzehntelange Erfahrung mit der Behandlung auch psychotischer Zustandsbilder.

Behandlung der psychotischen Patienten

Der Unterschied zwischen einer einfachen Neurose und einer Psychose mit ihren Wahnideen liegt lediglich in der Heftigkeit der Verneinung des Grübelgedankens. Der Patient könnte sich keine Angst erzeugen, wenn er den Grübelstoff nicht als etwas höchst Reales und Negatives betrachten würde, so dass er sich damit erschrecken kann. Eine Berichtigung kann nur erfolgen, wenn der Patient den Inhalt des Grübelns über das Schuldbewusstsein zu korrigieren vermag. Dies kann man mit der Technik der Psychoregulation erreichen.

> Hans J., 30 Jahre alt, war ein blonder blauäugiger Riese, holländischer Herkunft, in Südwest-Afrika geboren, wo sich seine Vorfahren einmal niedergelassen hatten. Im südafrikanischen Lebensraum lassen Eltern ihre Kinder gerne in einem Internat erziehen. Auch Hans musste in einem solchen Internat aufwachsen, während sein älterer Bruder zu Hause bleiben durfte und fünf Kinder hatte, die Hans' Mutter ans Herz gewachsen waren. Mein Patient fühlte sich dadurch zurückgesetzt. Er liebte seine Mutter über alles.
> Mittlerweile war er bei der Eisenbahn beschäftigt und konnte seine Mutter nur selten besuchen. Eines Tages, da er wieder einmal mächtig unter diesem Umstand litt, wurde er mehr und mehr depressiv, ja psychotisch. In diesem Zustand kaufte er sich eine Pistole, in der Absicht, seine Mutter zu erschießen.
> Er besuchte seine Mutter für ein paar Tage, und in dieser Zeit horchte er immer wieder mal zur Küchentür hin, ob sie noch am Leben sei. Er hatte eine große Hemmung, seine Mutter zu töten. Dabei gelang es ihm nicht, seine Absicht zu verbergen, und man kam bald dahinter, dass er eine Pistole bei sich trug. Da er als krank galt, brachte man ihn zum Nervenarzt, der ihn ins Krankenhaus von Windhoek einwies, wo es aber keine Abteilung für psychiatrische Patienten gab. Dort sperrte man ihn dreieinhalb Monate lang in ein Krankenzimmer ein,

verabreichte ihm jede Menge Psychopharmaka und beobachtete ihn. Sein Zustand besserte sich aber nicht. Der Arzt sah sich aus diesem Grunde genötigt, Hans in die psychiatrische Universitätsklinik von Bloomfontaine, an der ich tätig war, einzuweisen.

Ich nahm mich seiner sofort an und erfuhr von ihm, dass er von Geistern verfolgt würde, und dass ihn vor allem jeden Morgen gleich nach dem Aufwachen fünf Totenköpfe erschreckten. Diese Wahnvorstellung nutzte ich noch am selben Tag seiner Ankunft und trug Hans auf, die Totenköpfe wie Freunde zu betrachten und sie zu bejahen. Er sollte am Morgen, gleich nach dem Erwachen, sobald die Köpfe erschienen, sagen: "Gut, dass ihr kommt, ich warte schon auf euch." Er musste also die Totenköpfe bejahen und dieses Bejahen in dieser Form üben. Außerdem musste er altbewährte Sätze stundenlang wiederholen, unter anderen den für ihn so wichtigen Satz: "Ich will auf die fünf Kinder meines Bruders eifersüchtig sein, ich will die Liebe meiner Mutter für mich alleine haben."

Er nahm die Therapie an, weil er unter einem starken Leidensdruck stand, und führte sie auftragsgemäß durch. Am nächsten Morgen stand ich bereits um 6 Uhr auf, um zu sehen, wie meine Methode wirkte. Als ich Hans antraf, lachte er ein wenig und meinte: "Es ist nur noch ein Kopf erschienen und der sah Ihrem ähnlich". Nun, ich war deshalb nicht beleidigt, wusste ich doch, dass Träume immer rücksichtslose Lösungen von Problemen forderten und aufzeigten.

Ich hieß Hans übrigens auch sagen: "Ich will meine Mutter erschießen, damit ich ihre Liebe und diese nicht die Kinder meines Bruders bekommen." Daraufhin sagte Hans erschreckt und überrascht: "Jetzt holt mich die Polizei". Deutlich lässt sich erkennen, dass Hans mit den Sätzen zu seinem Schuldbewusstsein zurückfand. Dadurch rollte sich sein ganzes Krankheitsbild auf. Hans äußerte nichts mehr vom Inhalt seiner Psychose und konnte 14 Tage später sehr gut gebessert nach Hause entlassen werden.

Die Wahnidee, seine Mutter töten zu wollen, bildete sich aus dem Grübelgedanken heraus: "Wie kann ich wohl meine Mutter für mich gewinnen und von den fünf Kindern meines Bruders wegbringen?" Anscheinend hat ihn auch der Gedanke geplagt, die Kinder seines Bruders zu töten. Das war wohl der Grund, warum er sie in Form von Totenköpfen sah. Grübeln ist eben immer ein heftiges Verneinen von Notgedanken. Je heftiger es erfolgt, desto mehr schafft es Wahnideen.
Hans' Vater war schon früh an einem Herzinfarkt gestorben, weil auch er unter den familiären Verhältnissen litt. Möglicherweise zeigte Hans auch deshalb so wenig Widerstand bei der Behandlung, weil er in mir einen Vaterersatz fand. Der Bevorzugte in der Familie war der ältere Bruder des Patienten, und es lässt sich rekonstruieren, dass der Vater ein insuffizientes Mutterverhältnis erlebt haben musste, so dass er später, weil die Mutter von Hans seine Liebe nicht erwiderte, sondern ihre Liebe dem älteren Sohne schenkte, in Konkurrenz zu diesem trat, und aufgrund des Neins zu solcher Not seinen Herzinfarkt erlitt.

Ich möchte die Behandlung der Schizophrenie an einem weiteren Beispiel einer von mir behandelten Patientin mit Vergiftungswahn darlegen:

Im Jahr 1964 nahm ich eine 27jährige Patientin, Ingrid T., auf. Ingrid T. war eine promovierte Juristin und litt unter einer Schizophrenie. Weil von geistigen Störungen die Rede war, und ich erst prüfen wollte, ob ich diese Erkrankung in meiner Privatklinik erfolgreich behandeln konnte, musste ich zuvor einen Hausbesuch machen.
Die Mutter der Patientin drängte auf eine Aufnahme in meinem Haus, weil sie von Elektroschockkuren gehört hatte und eine solche Behandlung für ihre Tochter unbedingt vermeiden wollte. Die Tochter musste, so erzählte die Mutter, nach dem Tod des Vaters zweimal wegen Schizophrenie in einer Heilanstalt behandelt werden. Jetzt war sie erneut sehr erregt und äußerte Wahnideen. Sie behauptete ständig, dass man sie

vergiften wolle. Das Essen bekam sie von ihrer Mutter gereicht, weshalb nicht schwer zu erraten war, dass sie mit ihrem Vergiftungswahn die Mutter treffen wollte. Sie liebte ihren Vater, und hing an ihm, so lange dieser lebte, und bekam von ihm auch jeden Wunsch erfüllt. Mutter und Sohn wurden, solange der Vater noch lebte, gemeinsam von Tochter und Vater in den Hintergrund gedrängt und bei jeder Gelegenheit benachteiligt.

Nachdem der Vater gestorben war, verschoben sich die Gewichte zum Nachteil von Ingrid. Die große Wohnung der Eltern im ersten Stock des Hauses erhielt der bereits verheiratete Sohn. Außerdem wurde das Enkelkind immer mehr zum Mittelpunkt der Mutter. Die Mutter wohnte in der Parterrewohnung und die Tochter wurde in ein Kellerzimmer verbannt. Es sah aus, als wollte die Mutter der Tochter die durch sie erlittene Unbill etwas vergelten. Das bisschen Liebe, welche die nicht sehr reife Mutter zu vergeben hatte, erhielten fast zur Gänze der Sohn und ganz besonders das Enkelkind. Unter solchem intensiven Liebesentzug, erst durch den Tod des Vaters, dann durch die Thronbesteigung des Bruders, und nicht zuletzt durch die Anbetung des kleinen Nachkömmlings, litt die Patientin so sehr, dass sie in eine agitierte Depression verfiel (körperliche Unruhe bei endogenen Depressionen). Man wies sie eine Nervenheilanstalt ein, wo eine Schizophrenie diagnostiziert wurde. Nach der Besserung dieses Zustandes und ihrer Entlassung kehrte sie ins alte häusliche Milieu zurück und erlitt nahezu zwangsläufig einen Rückfall mit massiven Verfolgungsideen und anderen schizophrenen Symptomen. Sie musste erneut eingewiesen werden. Alles wiederholte sich noch einmal, und nun versuchte es die Mutter mit einer Behandlung in meiner Privatklinik. Der Hang der Patientin zu ihrem Vater half mir, einen guten Kontakt zu ihr herzustellen, weil sich zwischen uns sofort eine gute und für die Behandlung günstige Übertragungsbeziehung ergab. Sie fuhr bereitwillig mit mir in die Klinik. Anfangs wollte sie wegen ihrer Vergiftungsangst nichts essen.

Ich ließ daher zwei Teller mit Essen in ihr Zimmer bringen und sagte lachend, ich wolle mit ihr den Vergiftungstod sterben. Sie durfte von meinem Teller essen, ich aß von ihrem. Gleichzeitig gab ich ihr Sätze zum Lesen auf, unter anderem: "Ich will ständig Vergiftungsideen äußern, um meine Mutter zu zwingen, mir diese auszureden und mir mehr Liebe zu schenken." Die Antwort, die sie mir darauf immer wieder gab, war ein kurzes und herzliches "Na gut", und ich spürte dabei deutlich, wie sie damit in mir den Vaterersatz ansprach. Ich nannte sie bei ihrem Vornamen und duzte sie, was sie gerne annahm.
Zu dieser Zeit legte sie ihr Kopfpolster ans Fußende, und auf meine Frage, warum sie das tue, meinte sie, dass Männer zum Fenster hineinsteigen könnten, und aus diesem Grunde müsse sie das Fenster ständig im Auge behalten. Ich gab ihr einen Satz, mit dem sie alle Männer einladen sollte, zu ihr zu kommen. Sie übte diesen Satz willig, und auf diese Weise verlor sie ihre Angst vor diesen Männern, und konnte schließlich darüber lachen. Langsam gewann sie ein so gutes Einfühlungsvermögen in die inneren Zusammenhänge ihrer Krankheit, dass sie vom Erfolg selbst begeistert war. Diese positive Entwicklung führte dazu, dass sie eifrig in meinem Haus half und sich um die anderen, nunmehr kränkeren Patienten kümmerte.
Nachdem die Patientin sich etwa drei Wochen in meiner Privatklinik befunden hatte, erhielt sie wieder einmal Besuch von ihrer Mutter. Nachdem die beiden sich eine Weile gemeinsam im Zimmer der Patientin aufgehalten hatten, eilte die Mutter bestürzt zu mir und brachte ihre Enttäuschung zum Ausdruck. Aufgeregt sagte sie, dass die Patientin ihre alten Zustände wieder zeige. Sie habe wieder Vergiftungsideen geäußert und ihr altes schizophrenes Verhalten gezeigt.
Da ich weiß, dass dieses Wiederhervorholen der alten Nöte des schizophrenen Verhaltens teilweise willkürlich geschieht, packte mich heiliger Zorn und ich ließ die Patientin zu mir kommen. Ich machte ihr in Anwesenheit der Mutter heftige

Vorwürfe. Diese Aktion hatte Erfolg, und in Zukunft äußerte sie auch gegenüber der Mutter keinerlei Wahnideen mehr. Allerdings erfuhr ich Jahre später, dass sie keinen Kontakt zu Männern finden konnte und ein ziemlich trauriges und einsames Leben führte. In ihrem Fall hätte unbedingt im Anschluss an die klinische Behandlung eine weitere Psychotherapie erfolgen müssen. Daran hatte die Patientin aber nach ihrer Entlassung leider kein Interesse gezeigt.

Welch lange Leidensgeschichte hinter einer psychotischen Entwicklung stehen und wie kurz dagegen die Therapie sein kann, möchte ich an meinem letzten Beispiel aufzeigen.

Susanne R., ein 19jähriges Mädchen, war wegen einer Psychose Jahr drei Monate lang in einer psychiatrischen Klinik gewesen. Sie selbst sagte zu mir: "Ich möchte nicht, dass sich die Krankheit wiederholt, ich möchte auch gerne, dass sich mein jetziger Gesundheitszustand bessert". Die Mutter von Susanne sagte mir, dass ihre Tochter seit einem halben Jahr zu Hause sei. Sie benehme sich seither vollkommen lahm, ohne Auftrieb und grübele ununterbrochen.
Beim nächsten Besuch kam Susanne allein und berichtete mir zur Vorgeschichte, sie sei von vier Kindern das zweitjüngste. Die anderen drei Geschwister seien immer gesund gewesen. Der Vater, von Beruf Feuerwehrmann, sei etwas streng, wirkliche Liebe könne er nicht schenken. Er selbst hatte eine sehr strenge Mutter und lehnte sich ersatzweise an seine Frau, also an die Mutter der Patientin, an. Ihre Mutter verlor ihren eigenen Vater sehr früh, als sie etwa 15 oder 16 Jahre alt war. Früher sei Susannes Vater zu den Mädchen netter gewesen als zu den Jungen, jetzt sei es umgekehrt. Der Bruder sei der jüngste und manchmal ziemlich gemein zur Mutter, obwohl er sie gerne mag. Den ersten Freund hatte die Patientin mit 13 Jahren kennengelernt, anfangs vertrugen sie sich ganz gut, später kam es zu Problemen und die Bekanntschaft ging nach drei bis vier Wochen wieder auseinander. Der Freund war erst 16 Jahre alt. Mit 14 Jahren hatte sie bereits den ersten Verkehr

mit einem 22jährigen. Auch diese Freundschaft hielt nur einige Wochen, sie war vom sexuellen Verkehr sehr enttäuscht. Dann lernte sie wieder einen 22jährigen Mann kennen, den sie heiraten wollte. Sie fühlte sich aber damals plötzlich von allen Menschen beobachtet, vom Geheimdienst verfolgt und wurde in einer Klinik behandelt.
Ein Vierteljahr später wurde sie von der Klinik als geheilt entlassen. Es ging ihr dann gut, sie besuchte die Berufsfortbildungsschule und lernte erneut einen 22jährigen Studenten kennen, der von seiner Mutter verwöhnt war, und prompt wiederholte sich die Psychose in derselben Art. In der psychiatrischen Klinik wurde ein Schub einer paranoid-halluzinatorischen Psychose festgestellt. Laut deren Bericht sei die Mutter der Patientin im Alter von elf Jahren gemeinsam mit ihrem jüngeren Bruder in einer Nervenklinik behandelt worden. Die Patientin musste vor Abschluss der Mittleren Reife das Gymnasium verlassen und begann im Herbst 1979 eine Ausbildung als Modistin. Im Jahr 1980 ist die Patientin durch sehr unregelmäßigen Schulbesuch und häufigen Kontakt mit der Drogenszene aufgefallen.
Der psychopathologische Befund der psychiatrischen Klinik lautete: Die schmächtige, mittelgroße, etwas untergewichtig wirkende jugendliche Patientin war bei der Aufnahme verwirrt, ängstlich, sehr suggestibel. Es bestanden massive formale Denkstörungen im Sinne von verworrener zerfahrener Redeweise mit assoziativen Wortketten ("Die Sonnenuhr ist das Geheimnis vom Neandertaler, Taler Geheimnis von Geld. Kleingeld ist schwerer als Kupfer" oder "Cleopatra ist blind, sie hat gefühlt wie ich jetzt fühle".) Die Patientin meinte, in einer Abtreibungsklinik zu sein oder "Meine Arme sind voller Glassplitter". Die Patientin befürchtete, vergiftet von "Fliegen aus dem Erdinger Moos", verfolgt zu werden. Außer diesen Wahnideen hatte sie akustische Halluzinationen: "Der Teufel spricht in mir, er hat eine männliche Stimme". Optische Sinnestäuschungen: "Ihr Gesicht hat eine grüne Hälfte". Der klinisch-therapeutische Verlauf wies eine hochdosierte Neuro-

leptika-Therapie mit Haloperidol auf, usw. Es wurde, weil es sich diesmal bereits um den zweiten Schub ihrer psychotischen Erkrankung handelte, eine neuroleptische Depot-Behandlung empfohlen, und zwar für mindestens ein Jahr. Dieser Bericht der Klinik wurde am 21.8.80 geschrieben. Zu mir kam Susanne R. am 15.4.81 in Behandlung. Ich setzte die Medikamente bei ihr sofort ab. Die Patientin befand sich in einer neurotischen Depression. Aufgrund der durchgeführten Psychotherapie ergab sich auch bald eine Besserung der Depression. Sie nahm eine Stelle in einer Boutique an und einige Monate später begann sie eine Schulung für Modistinnen, die sie erfolgreich durchführte. Lerntechnisch hatte sie keine Schwierigkeiten mehr. Die Patientin fühlte sich nach Abschluss meiner Behandlung wohl und leistungsfähig. In ihrem Aussehen hatte sie sich vollkommen gewandelt, sie sieht jetzt wie eine Dame aus. Sie hat sich mit der Behandlungstechnik in Händen, mit der sie aus der Tiefe ihres psychischen Leidens herausgefunden hat, weiterhin zu helfen gewusst.

Alkohol- und Medikamentenabhängigkeit im Schlaf behandelt

Immer wieder suchen mich in meiner Praxis suchtkranke Patienten auf. Häufig befinden sie sich in einem sehr schlechten psychischen Zustand, und sie kommen alle viel zu spät. Meist erst dann, wenn sich nicht nur ihre körperliche und seelische Verfassung dramatisch verschlechtert hat, sondern auch ihre soziale Lage gefährdet ist. Sie haben ihre Freunde verloren, der Partner droht, die Beziehung zu lösen, und das nicht selten vor dem Hintergrund des sozialen Abstiegs durch Verlust des Arbeitsplatzes.

Allerdings hat diese Misere auch ihren Vorteil, nämlich den, dass bei einem Süchtigen, der zu der Einsicht gekommen ist, dass bei ihm eine Entziehung notwendig geworden ist, ein erheblicher Leidensdruck besteht, der eine Vorbedingung zur seiner Heilbarkeit darstellt.

Ein sehr ernst zu nehmendes Hindernis ist dabei, dass der Patient für eine erfolgreiche Therapie nüchtern sein muss. Hier deckt sich eine Therapiebedingung mit einem Ziel der Therapie, welches erst noch mittels Therapie erreicht werden muss. Es ist kaum einmal möglich, den Patienten ohne Zwang von der Droge frei zu bekommen. Hieraus ergibt sich meine Überzeugung, dass ein Drogensüchtiger bzw. Alkoholkranker nur auf dem Wege der Internierung erfolgreich behandelt werden kann, um so seine Abstinenz zu erreichen.

Was wird man zum Süchtigen?

Zum Süchtigen wird ein Mensch immer durch einen Liebesmangel, den schon das Kleinkind zu spüren bekommt. Es ist also zuerst immer eine Sucht nach Liebe vorhanden, die sich übrigens das ganze Leben lang erhält. Man kann sagen, dass die Sucht nach Liebe die Ursuche für alle anderen ist, und dass dieser Sucht alle anderen Süchte unterzuordnen sind. Dieser folgen sodann die Eifersucht, die Grübelsucht, die Sucht nach Anerkennung und dergleichen mehr.

Die Alkohol- bzw. die Drogensucht steht in einer Reihe von Süchte einreihen, die sich nach Stärke und Gefährlichkeit einordnen lassen. So wird man etwa mit Bier als leichterem alkoholischen Suchtmittel beginnen, dann wird man leichtere Weine, dann schwerere Weine, dann Liköre, dann harte Sachen wie Schnäpse zu sich nehmen, und schließlich folgt dann der reine Alkohol. Wie die Erfahrung lehrt, gibt sich ein Alkoholsüchtiger in seiner Quälerei selbst damit oft noch nicht zufrieden. Hat er den Alkohol nicht griffbereit, so macht er sich schon einmal an Parfüms, an Rasierwasser und ähnliche alkoholhaltige Flüssigkeiten heran. Bei den Drogen gilt etwa dasselbe wie bei den Alkoholika.

Große Probleme bereiten auch die Falschangaben, die Suchtpatienten über ihren tatsächlichen Konsum angeben. Geben Ältere meist ein geschöntes, den Verbrauch verharmlosendes Bild an, neigen Jugendliche eher dazu, in renommistischer Weise zu übertreiben. Ihren Alkoholmissbrauch gestehen sie wohl weniger ein, renommieren mit ihren Opiat- und Amphetaminerfahrungen, und führen damit den Therapeuten manches Mal auf eine falsche Spur. Hier kommt man als Therapeut tatsächlich nur mit Erfahrung und Menschenkenntnis weiter.

Die Depression besteht vor dem Alkoholmissbrauch. Ich habe noch nie einen Alkoholiker erlebt, hinter dessen Alkoholismus nicht eine Depression verborgen war. Der Depressive schafft sich mit Grübeleien oder mit Erlebnissen aus der Vergangenheit zuerst seine Depression, und wer von den Depressiven dahinterkommt, dass der Alkohol ihm die Depression sozusagen als Psychopharmakon zu nehmen weiß, der macht gerne davon Gebrauch, denn das Schuldgefühl, das sich der Depressive mit seinem künstlichen Notmachen erzeugt, kann mit Alkohol betäubt werden. Will man also einen Alkoholiker von seiner Sucht heilen, so muss man ihm zuerst die Sucht nach Liebe nehmen, d.h. man muss Mittel und Wege finden, ihm die Depression zu nehmen. Fällt er immer wieder in die Depression zurück, so wird man ihn vom Alkoholismus nur sehr schwer oder nicht befreien können.

Schlafkur und Sätzelesen

Drogensüchtige, wie auch Alkoholiker, können wie andere Neurotiker mit der Methode der Psychoregulation behandelt werden. Will man sie zur Abstinenz bringen, so ist, wie früher schon erwähnt, vor Beginn der Therapie eine Isolierung der Patienten erforderlich. Man wird also mit ihnen einen Entzug durchführen müssen, den man bestenfalls mit einer einwöchigen Schlafkur kombiniert.

Die Schlafkur hat in erster Linie den Zweck, die bei allen Neurotikern ständig vorhandene Grübelei und damit das künstliche Notmachen zu stoppen. Statt dessen werden die nichtverarbeiteten Erlebnisstoffe der Vergangenheit durch das Traumgeschehen verarbeitet. Gleichzeitig wird das vegetative Nervensystem beruhigt, so dass das Lesen der Sätze leichter fällt. Das Lesen der Sätze geschieht während der Wachzeiten am Morgen, am Mittag und am Abend. Dementsprechend werden die Medikamente verabreicht. Dabei muss man sich auch weitgehend nach dem Blutdruck richten und diesen gleichzeitig regulieren. Der größte Vorteil der Schlafkur besteht jedoch in der Verarbeitung des Erlebens der zur Leseübung aufgetragenen Sätze.

Während der Schlafkur wird man darauf achten müssen, dass der Patient sich immer in ausreichender Schlaftiefe befindet. Man wird ihn auch vor den Folgen von Schwindelattacken schützen müssen dadurch, dass man ihn zur Vorsicht beim Aufstehen aus dem Bett ermahnt. Man hat die Schlaftherapie als solche immer wieder als nutzlos, ja als schädigend abgetan. Ohne das gleichzeitige Sätzelesen halte auch ich die Schlafbehandlung für wertlos. Sind die Sätze schon ohne Schlafkur heilbringend, dann sind sie mit ihr um so wertvoller. Das folgt aus der Tatsache, dass der Schlaf die große Ordnung für den kommenden Tag schafft. Dazu genügt normalerweise der gewöhnliche Nachtschlaf. Mit dem gleichzeitigen Sätzelesen aber wird sich dieses ordnende Element um so mehr durchsetzen, als durch den verlängerten Schlaf sich keine neuen Erlebnissünden einschleichen können, und die Zeit, in der diese Ordnung geschaffen wird, durch die Schlafenszeit verlängert wird. Dazu kommt noch, dass die Alkoholiker sich um so besser erholen können, je länger sie abstinent waren, je länger also ihr Denkvermögen ungestört blieb.

Fühlt sich der Patient nach durchgeführter Schlafbehandlung und Sätzelesen wohlauf und wie neu geboren, was nicht selten der Fall ist, wird es gut sein, ihn daraufhin mit Antabus zu behandeln. Er bekommt jeden Tag eine Tablette von 0,5 mg. Man verhindert dadurch, solange er dieses Mittel verabreicht bekommt, den Rückfall in den Alkoholismus. Nun kommt es darauf an, den Patienten richtig zu führen. Hat er sich durch Wochen an die Abstinenz mit Hilfe des Antabus gewöhnt, so kann man nach einer gut eingefädelten Psychotherapie den Versuch machen, ohne Antabus auszukommen.

Man kann durch die Entziehung mittels Schlafkur sicher eine Menge Zeit und Geld sparen. Kommt man damit nicht zum Ziel, so kann man immer noch eine Langzeitentziehungskur durchführen. Leider ist es so, dass die Langzeitentziehungskuren auch nicht immer erfolgreich verlaufen, dagegen habe ich des Öfteren Erfolg mit der Schlafkur nach einer Langzeitentziehungskur erreichen können.

Der Alkoholiker gerät im allgemeinen während des gewöhnlichen Entzugs in eine hochgradige Erregung, die sicher aus dem Nein zur bestehenden Not des Entzugs entsteht. Dabei kann es zu gefährlichen gefäßspastischen Zuständen kommen, z.B. zu zerebralen Krampfanfällen bis zu Gehirnblutungen. Mit den Sätzen bejaht der Patient die Not des Alkoholentzuges, und so entstehen wesentlich geringere Entzugserscheinungen. Ich habe die Erfahrung gemacht, dass Alkoholiker, die den Entzug durch das Sätzelesen in Verbindung mit einer leichten Schlafkur durchführen, nur ganz selten in ein Delir geraten. Außerdem benötigen sie weniger und schwächere Medikamente zum Ausschleichen.

Die Form, in der heute in den Krankenhäusern der Entzug durchgeführt wird, ist eigentlich unverantwortlich. Zunächst wird der Patient völlig entmündigt, und dann entweder mit so starken Psychopharmaka (und Neuroleptika!) lahmgelegt, dass er später als Polytoxikomaner entlassen wird, oder er wird in seinen Notvorstellungen alleingelassen, bzw. diese noch erheblich verstärkt, indem man ihn mit den psychosozialen Folgen (Einweisung in die Psychiatrie, Vormundschaft und Diffamierung) bedroht. Auf diesem Wege wird niemals eine brauchbare Gesundung erreicht werden.

Das Sätzelesen gibt dem Patienten dagegen das Gefühl eigener Mitarbeit und Mitverantwortung - natürlich um so mehr, als er in seinem Entzug fortgeschritten ist und überhaupt mitwirken kann. Und es erspart ihm die persönlichkeitsdeformierende Erniedrigung.

Absolute Abstinenz!

"Einmal ist keinmal" soll man bei einem Suchtabhängigen nicht gelten lassen. Man darf auch nicht einmal einen Knollenblätterpilz essen oder einmal eine Atombombe zünden. Daher muss der Alkoholiker den Satz üben: "Ich will das erste Glas trinken, damit ich rückfällig werde, und vergesse, dass ich das zweite und dritte Glas nicht trinken darf. Ich will trinken, damit ich mich völlig ruiniere und erniedrige."

Es bedeutet einen therapeutischen Fehler, einem alkoholisierten Patienten die Sätze zu überlassen. Denn solange der Alkohol in seinem Körper wirksam ist, hat er keine Motivation zur Besserung. Die Motivation setzt aber erst mit dem Leidensdruck ein, also zuerst im Entzug. Man weiß hinlänglich, was Alkoholiker in diesem Stadium für Versprechen und Vorsätze anbieten. Einen Alkoholisierten kann man psychotherapeutisch nicht und schon gar nicht erfolgreich behandeln. Er muss daher zur Behandlung nüchtern erscheinen. Man kann gar nicht scharf genug diese Sätze formulieren, denn ein Alkoholiker lebt im Hinterkopf immer mit der Vorstellung, doch irgendwann einmal wieder "normal" trinken zu können.

Durch Abstinenz eine neue Welt gewinnen

Bei der Therapie von Alkoholikern ist der erste wichtige Grundsatz, dem Patienten zu vermitteln, dass die kleinste Menge seiner Droge auf Lebenszeit seinen Ruin bedeutet. Dass er nie wieder trinken darf, und er sich ganz konsequent den Gedanken aus dem Kopf zu verbannen hat, dass er jemals wieder etwas trinken könne. Denn so lange er diesen Gedanken festhält, ist er auch in seiner Trockenheit nicht "clean", und wird immer wieder rückfällig werden. Auch der beste Psychiater ist heute nicht dazu in der Lage, einen Suchtkranken so zu heilen, dass dieser jemals "normal" mit seiner Droge umgehen kann. Ist dieser Punkt erreicht, kann die Behandlung mit den Standardsätzen erst wirklich erfolgreich einsetzen.

> Ich hatte Olaf D. in Behandlung, einen jahrelang Polytoxikomanen, das ist jemand, der einfach alles nimmt, um sich "anzuturnen", also nicht nur Alkohol, Psychopharmaka, Opiate, sondern auch Parfüm, Haarwasser, Franzbranntwein, gereinigten, hochkonzentrierten Alkohol aus der Apotheke etc. Diese absonderlichen Ingredienzien nahm Olaf D. natürlich nur während seines Entzuges ein, ohne Rücksicht auf eventuelle Vergiftungen.
> Olaf D. war während seiner Entzüge immer wieder einmal in ein Delir geraten und hatte zerebrale Krampfanfälle erlitten. Daher hatte er eine panische Angst davor, während des Entzuges wieder in einen solchen Zustand zu geraten. Diese Angst war so ausgeprägt, dass er einfach alles in Kauf nahm, um einen Krampfanfall zu vermeiden. Aus diesem Grunde griff er zu diesen Giften. Einen solchen Patienten zu entziehen ist sehr schwierig.

Im Gegensatz zu den in Krankenhäusern üblichen Entzügen gelang mir dies mit Hilfe der Standardsätze in Verbindung mit einer oberflächlichen Schlafkur, wodurch das angstbildende Grübeln ausgeschaltet und das vegetative Nervensystem gedämpft wird, relativ leicht und in kurzer Zeit.
Mein nächster Schritt war, den Patienten dazu zu erziehen, dass er die Notvorstellungen, er könnte z.B. auf der Straße zusammenbrechen, verlor. Dies gelang mir erst nach vielen Bemühungen, und zwar dadurch, dass ich ihn bewegen konnte, sich dieser eingebildeten Gefahr zu stellen, langsam die Straße entlang zu gehen und die Erfahrung zu machen, dass die Angst auf künstlicher Not beruhte. Von der Satztechnik bewährte sich der Satz "Nicht mehr, nicht weniger, immer gleich".
Da der Patient in der ersten Zeit immer wieder rückfällig wurde (sein süchtiges Fehlverhalten war über einen Zeitraum von zwanzig Jahren eingeschliffen und hatte alle anderen Therapieversuche scheitern lassen), musste ich zu dem Medikament Antabus greifen, um ihn "trocken" zu halten, damit ich überhaupt eine Behandlung durchführen konnte. Er griff nämlich immer zuerst zum Alkohol, ohne diesen konnte er sich von den anderen Drogen frei halten. Hatte er aber erst einmal angefangen zu trinken, war es mit jedem Vorsatz vorbei, und das Elend begann von vorne. Die ersten Tage konnte er durchaus mäßig trinken, und diese Erfahrung ermutigte ihn zu der Annahme, ein mäßiger Trinker zu bleiben. Es erging ihm aber so, wie es jedem Alkoholiker bei diesem Wunschdenken ergeht, er geriet immer in kurzer Zeit in seine Suchtkatastrophe.

Wir müssen uns vor Augen halten, dass hinter jeder Sucht eine tiefe Depression steckt, und diese kann ich mit den Sätzen der Methode der Psychoregulation und der erwähnten Schlafkur erfolgreich behandeln. Meine Behandlung eines Suchtkranken beginnt also mit der intensiven Behandlung der Depression und bleibt nicht in Entzug und Entwöhnung stecken.

Wenn ein Patient alkoholabstinent geworden ist, so soll er sich nicht mit der quälenden Vorstellung unfrei machen, dass ihm eine Welt dadurch genommen wird, da er für alle Zeit keinen Alkohol mehr trinken darf. Er sollte sich lieber vorstellen, dass er mit der Abstinenz eine Welt gewonnen hat. Jeder, der einmal schwer getrunken hat, und dem es gelungen ist, vom Alkohol abzukommen, kann dies bestätigen. Er sollte sich lieber deutlich vor Augen führen, dass die Welt, die er letztendlich hinter sich gebracht hat, die reine Hölle war. Leider denkt der nun Abstinente nicht oft genug an dieses elende Dasein, das er hinter sich gelassen hat, zurück. Er denkt nur kurz daran, dass er sich mit einem Schluck Schnaps oder mit einer Flasche Wein diese Vorstellung der durchlebten Hölle wegtrinken könnte. Er denkt bei einem Schluck Bier in der großen Hitze gar nicht daran, dass es auch andere erquickende Getränke gibt. Alkoholiker sollten immer den Satz bei sich tragen: "Ich will, wenn ich Durst habe, nicht nur erquickt werden durch ein erfrischendes Getränk, sondern ich will narkotisiert werden, damit ich meine Komplexe leichter ertragen kann. Ich will mit dem Alkohol vergessen, dass ich trinke, um zu vergessen".

Ein Haupthindernis bei der Behandlung stellt immer das psychosoziale Umfeld des Patienten dar, das ihn erst depressiv gemacht hat. Gelingt es, dass der Psychotherapeut den Patienten soweit nachzureifen in der Lage ist, dass ihn dieses Umfeld nicht mehr entscheidend schwächen kann, dann ist die Gesundung weitgehend gesichert.

Zwangsneurosen: Beziehungen in der Zwickmühle

Eine Zwangsneurose ist immer das Ergebnis von künstlichem Notmachen. Man hat den Eindruck, dass von einer Zwangsneurose immer dann gesprochen wird, wenn der Mensch unter einem Zwang leidet, etwas tun oder denken zu müssen. In Wirklichkeit aber ist es so, dass die Beziehungsperson durch die Symptomatik des Zwangsneurotikers gezwungen werden soll, mehr Verständnis und liebende Zuwendung zu schenken. Hierzu zwei Fälle:

Melanie, ein 14jähriges Mädchen, bat einen Schuster, ihr den Schulranzen zu flicken. Der Schuster, der sehr überlastet war, erbat sich für die sofortige Reparatur spaßhaft einen Kuss von dem hübschen Mädchen. Sowohl er als auch das Mädchen dachten sich dabei nichts. Das Mädchen aber erzählte diesen Vorfall zu Hause den Eltern. Die Mutter, die darüber entsetzt war, maß diesem Vorfall eine unangemessene Bedeutung bei und sprach von Anzeige. Das Mädchen fühlte sich dadurch plötzlich im Mittelpunkt und entwickelte folgende Zwangsneurose: Weil das Wort Schuster mit "Sch" begann und er Schmidt hieß, sich der Schusterladen in der Scharnhorststraße befand, konnte es schließlich kein "Sch" vor einem Wort mehr sehen, auch nicht mehr schreiben, ohne in große Angstzustände zu verfallen. So wollte sie auch nicht mehr in die Schule gehen, weil Schule mit "Sch" begann. Sie weinte andauernd mit scheinbar großem Leidensdruck und auf Kosten ihrer Schwester, die bis zu diesem Zeitpunkt der Mittelpunkt der Familie war.
Weil die Zwangsneurose noch frisch, d.h. noch nicht durch viele Traumnächte ins Unterbewusstsein eingeschliffen war, so dass die Verneinung der Nöte noch nicht ein zu großes Übergewicht bekam, gelang es mir relativ schnell, Melanie mit der Methode der Psychoregulation zu helfen. Ich gab ihr damit das Schuldbewusstsein zurück, das sie durch das Grübeln verdrängt hatte, und sie konnte daraufhin ihre Verhaltensfehler korrigieren.

Peter U., ein junger Schreinermeister, sehr muttergebunden, der deshalb in starker Abhängigkeit zu seiner Frau stand, konnte nicht mit ansehen, wie sein vor Wochen geborener

Sohn von der Mutter sauber gemacht wurde. Die Folge davon war, dass er selbst einem Hosenkackzwang unterlag. Therapeutisch riet ich dem Patienten, eine Hose aus Billrothbatist anzuziehen und dann einmal tüchtig zu drücken. Denn sicher bekam er dieses Verlangen, weil er eifersüchtig auf das Baby war, bei dem es sich noch dazu um einen Jungen handelte, und er von der Mutti unterbewusst selbst sauber gemacht werden wollte.

Peter U. stammte aus einer kinderreichen Familie. Er war der älteste von sieben Jungen und musste immer wieder mit ansehen, wie die Geschwister, die nach ihm zur Welt kamen, in den Mittelpunkt gestellt und von der Mutter umsorgt wurden. Er wurde eifersüchtig und fühlte sich bei jeder neuen Geburt immer mehr zurückgesetzt. Außerdem trank der Vater gerne und kümmerte sich nicht um die Kinder.

Nachdem Peter U. die ihm aufgetragenen Sätze richtig geübt hatte und die Psychotherapiestunden regelmäßig und mit bestem Willen besucht hatte, verlor er seinen Drang, ohne die Billrothbatisthose benutzt zu haben. Er gesundete alleine durch das Sätzelesen.

Es ist frappierend, wie rasch das Ja zur Not dem Menschen seine Beschwerden nehmen oder lindern kann. Das damit verbundene Hindenken, Zurückfinden zur Ordnung, die Korrektur der neurotischen Fehlsteuerung wird oft schneller erreicht, als es der Patient aufgrund seiner künstlichen Not, seiner planmäßigen Absicht, sich auf verbotene Weise Liebe zu verschaffen, erwarten dürfte.

Ein so gelagerter Fall war Hartmut T., ein junger Mann, der an zwanghaften Erinnerungen litt. Er wurde mir von einem Fachkollegen zur weiteren Behandlung überlassen und hatte bereits 480 (!) Sitzungen bei diesem absolviert. Seine Zwangsneurose war dabei immer schlimmer geworden. Leider hat die Krankenkasse die Behandlungskosten mit der Begründung der Unheilbarkeit abgelehnt. Ich behandelte ihn mit der üblichen Therapie, vor allem mit den Standardsätzen. Nach-

dem er diese zu Hause geübt hatte, sagte er zu mir: "Doktor, wenn ich einige Nöte, die die Zwangsneurose zum Inhalt hat, bejahe, kommt gleich eine nächste Welle von zwangsneurotischen Gedanken, und wenn ich auch diese in die Behandlung miteinbeziehen will, kommt gleich eine dritte Welle über mich, und ich fühle mich darunter begraben."
Dazu ist es wohl gekommen, weil sein Psychiater größten Wert auf die Verneinung der einzelnen Zwangsgedanken gelegt hatte, so dass der Patient immer tiefer in die Zwangsneurose schlittern musste. Nicht unwesentlich wird auch die sehr ausführliche Anamneseerhebung dazu beigetragen haben, die den Patienten immer wieder mit seinen Zwangsgedanken, seiner Vergangenheit, die ihm Stoff zum Grübeln lieferte, konfrontierte.
Ich konnte ihm dennoch mit dem Satz: "Ich will ein zwangsneurotischer Narr sein und es bleiben", den er den ganzen Tag wiederholen musste, helfen und ihm zu einer gewissen Besserung seines Leidens verhelfen.

Flugangst flugs behoben

Es ist mir gelungen, Dutzenden von Menschen, die unter Flugangst litten, mit einem einzigen Satz zu helfen. Er lautet: "Ich will einsteigen, abstürzen und tot sein." Dieser Satz mag makaber erscheinen, er wurde aber doch immer wieder von Patienten angenommen und geübt, ganz einfach, weil er vom Fachmann kam und weil dieser ihn richtig zu erklären wusste. Ein solcher Ängstling sagt sich nämlich, sobald er ans Fliegen denkt, immer nur: "Ich will nicht einsteigen, sonst stürze ich ab und bin tot". Wie schnell ich damit die Flugangst beheben kann, zeigt folgender Fall:

Eine Frau in mittleren Jahren, Heike Sch., bat mich um Hilfe, weil sie unter Flugangst litt. Ihr Freund, der ein Privatflugzeug besaß, habe sie eingeladen, mit nach Hamburg zu fliegen. Sie sei aber noch nie geflogen und schon gar nicht mit einem labilen Sportflugzeug.

> Ich gab der Patientin folgenden Satz, den sie ständig willentlich und theatralisch lesen musste und zwar am selben Tag noch von 17 bis 22 Uhr: "Ich will einsteigen, ich will abstürzen und will tot sein."
> Dass sie meiner Anordnung nachgekommen war, erfuhr ich erst, als sie mich am nächsten Tag um 20 Uhr vom Flugplatz aus telefonisch benachrichtigte, dass sie mit dem Flugzeug nach Hamburg geflogen und damit eben wieder zurückgekommen war.

Bedenkt man, wie viele zeitraubende Therapien schon angewandt wurden, um die Menschen von ihrer Flugangst zu befreien, so klingt dieser Fall sicherlich unglaubwürdig. Ich nehme aber an, dass er manche Menschen mit Flugangst zur Nachahmung bewegen wird.

Schlafstörungen: die Macht der Bejahung

Es gibt so viele Menschen, die nicht schlafen können, und viele nehmen unsinnigerweise Medikamente dagegen ein. In den allermeisten Fällen von Schlaflosigkeit handelt es sich um Grübelei. Viele wissen das auch.

Der Grübler schafft sich künstliche Not. Und es ist eine dumme Ausrede, wenn er behauptet, dass er gegen seine Grübelgedanken nicht ankommen könne. Wir wissen: es gibt eine "Grübelsucht", und eine Sucht ist immer schwer zu bekämpfen. Ist die Sucht jedoch noch nicht so stark, kann sie auch leichter beseitigt werden.

Wenn zum Beispiel ein Patient, der nicht einschlafen kann, von der Grübelsucht wachgehalten wird, so bleibt ihm immer noch die Möglichkeit, konzentriert Ja zu allem zu sagen, was ihm in den Kopf kommt, mit den Worten: "Ja, ich will alles bejahen", und damit kann er die Voraussetzung zum Einschlafen schaffen, weil er dadurch das Nein zur Not vermeidet, das ihn mit der daraus entstehenden Angst wecken würde. Er darf jedoch nicht sagen: "Ich will alle Not bejahen", weil er sonst die Geister ruft und sich eine Not meldet. Er muss vielmehr alles bejahen, was ihm in den Kopf kommt. Er soll letzten Endes jeden geordneten Gedanken von sich weisen, sozusagen mit den Worten, "Ich will nicht denken". Er darf die Grübelgedanken nicht aufkommen lassen, er muss sie regelrecht zerschneiden, gerade so wie man Schnittlauch klein schneidet. Man kann das Grübeln tatsächlich ausschalten, wenn man wirklich will. Diese Tatsache ließ ich mir in der letzten Zeit von mehreren Patienten bestätigen.

Das Grübeln ist der schlimmste Verhaltensfehler, den der Mensch begehen kann. Grübelt ein Mensch vor dem Einschlafen, so wird er auch ein belastendes Traumleben haben. Der Mensch findet durch den Schlaf keine Erholung, sondern er wacht oft wie gerädert auf, oder er verfällt sogar in eine Depression.

Eigentlich sollte jeder Mensch für den guten Schlaf seine Sätze haben. Vor allem muss er das Einschlafen erlernen. Er muss dafür sorgen, dass er sich in Gedanken nur mit Harmlosem befasst, was er damit fertigbringt, dass er z.B. in seiner Vorstellung Blumen pflückt und eine nach der anderen zu einem Strauß in der Hand sammelt. Natürlich dürfen das keine Rosen mit Dornen sein, weil damit wieder aufweckende Not entstehen könnte. Am besten ist es, zu Beginn des Blumenpflückens schon eine bestimmte Stelle, an der man die Blumen pflücken will, in der Vorstellung zu haben und immer wieder ganz bestimmte Blumen zu pflücken, so dass gleich damit begonnen werden kann. Man bückt sich und sieht sich dabei zu, wie z.B. eine Margerite nach der anderen einen Strauß bildet. Wenn während des Blumenpflückens Gedanken aufkommen, muss man mehrmals sagen: "Ich will alles bejahen." Das kann schon recht gut beruhigend wirken, und der Schlaf tritt meist schnell ein.

Kommt es noch einmal zum Grübeln, so muss man wieder von vorne anfangen.

> Einer meiner Patienten, Karl F., litt unter jahrelangen schweren Schlafstörungen. Sie kamen zum Teil auch daher, dass er sich vorstellte, er bräuchte viel mehr Schlaf als er tatsächlich benötigte. Jetzt versteht dieser Patient die Zeit, in der er nicht schläft, als gewonnene Zeit. Er liest oder räumt seinen Haushalt auf oder genießt es einfach, Musik zu hören, anstatt bloß zu schlafen. Alleine diese Bewusstseinsänderung gegenüber seinem Schlafbedürfnis führt ihn dazu, seine Schlaflosigkeit ohne Mühe zu verlieren. Freilich steht dahinter eine positive, bejahende Lebenseinstellung. Er liegt nicht mehr da und grübelt sich durch seine vorgestellte Schlaflosigkeit, sondern er nutzt diese - gewonnene - Zeit zu einer sinnvollen Tätigkeit, die er mehr oder weniger bedauernd einstellen muss, weil er zu müde wird, um sie fortführen zu können. Dies ist wohl die positivste und dauerhafteste Weise, zu seinem natürlichen Schlaf zu finden.

Schlafwandeln

Beim Schlafwandeln wiederholt der Patient meistens seine Handlungen in den Nächten. Steigt er schlafwandlerisch aufs Dach hinaus, so tut er dies immer wieder. Diese Menschen verhalten sich dabei ganz ruhig, und es kommt auch vor, dass sie sich anziehen und das Haus verlassen. Bringt man sie wieder zu Bett, so wehren sie sich nicht dagegen und schlafen auch gleich wieder ein. Die Behandlung muss im Wachzustand durchgeführt werden.

> Die Feuerwehr brachte mir eines Tages Veronika, ein junges Mädchen von etwa 18 Jahren, das mehrmals wegen eines angeblichen Hausbrandes die Feuerwehr alarmierte. Sie tat es aus dem Schlaf heraus und wusste nichts davon. Der Satz: "Ich will die Feuerwehr aus dem Schlaf heraus alarmieren und behaupten, dass das Nachbarhaus brennt." brachte dem

Mädchen eine bleibende Gesundung, was ihre schlafwandlerischen Störungen betraf, und der Feuerwehr ihre verdiente Ruhe.

Das Verhalten eines Schlafwandlers lässt sich ohne weiteres mit der Psychoregulation erfolgreich behandeln. Man muss nur das, was er schlafwandlerisch durchführt, in Sätze kleiden, die er theatralisch und willentlich, den Inhalt möglichst glaubend, immer wieder lesen muss. Und zwar etwa auf folgende Weise: "Ich will nachts aus traumschwerem Schlaf aufwachen, ins Badezimmer gehen und dort unerwartete Handlungen durchführen, wie z.B. Unterwäsche waschen, einen Schrank in Ordnung bringen, in der Küche aus dem Kühlschrank ein Glas mit Saft nehmen und trinken", und dergleichen mehr. Solche Fälle konnte ich mehrfach und auch erfolgreich behandeln.

Essstörungen: "Ja, ich will ein dickes Schwein sein"

Auch der Fresssüchtige, der immer an einer larvierten (verdeckten) Depression leidet, muss Sätze lesen wie: "Ich will fressen, fressen, fressen, solange bis ich dick bin wie ein Schwein und nicht mehr durch die Tür komme!" Dazu soll er sich noch ein dickes Schwein auf den Kühlschrank und überall, wo Lebensmittel verstaut sind, zeichnen oder aufkleben. Die Methode mag hart klingen, aber was soll's, das mit dem Schwein braucht ja niemand zu erfahren. Jedenfalls gelang es mir auf diese Weise, dass eine Patientin, ohne irgendeine Diät angewandt zu haben, in kurzer Zeit zwölf Kilo abnahm.

Damit ein gesicherter Behandlungserfolg zu erwarten ist, empfehle ich meinen Patienten immer wieder, sich nach der Hayschen Trennkost zu richten.

Gerade Fresssüchtige müssen die Sätze ununterbrochen lesen, weil sie ein großes Liebesdefizit, beginnend vom Baby- bis zum Erwachsenenalter, erlebt haben. Sie sind nur schwer zu heilen, weil sie mit der Freßsucht so viel aufgeben müssen und im übrigen ebenso wie der Stotterer zu den passiv Leidenden gehören. Sucht mich deshalb ein Fett- oder Magersüchtiger in meiner Praxis auf, so sage ich ihm gleich, dass er wahrscheinlich nicht lange meine Therapie durchhalten und davonlaufen wird. Das bestätigt sich sehr oft, hält ihn manchmal aber auch davon ab, die Therapie vorzeitig abzubrechen. Daher sollten meines Erachtens Fett- und Magersüchtige stationär behandelt werden.

Menschen vermögen zu erbrechen, nachdem sie sich etwas Hässliches vorstellen. Meist schließen sie dabei die Augen, um sich besser darauf konzentrieren zu können. Das sollte jedem, der künstlich erbricht, klar gemacht werden. In diesem Zusammenhang sind auch die vielen Bulimiepatienten zu erwähnen, die ebenso wie die Magersüchtigen an einer Essstörung leiden. Erst essen sie zu viel als Liebesersatz. Sie machen sich ihre künstliche Not, in dem sie sich vorstellen, keine Liebe mehr zu erhalten, wenn sie zu dick wären, und genau aus diesem Grunde erbrechen sie dann künstlich. Mit Hilfe des Fingers im Rachen lösen sie das Erbrechen aus. Bulimie lässt sich nur schwierig heilen, weil es dabei zu einem zu geringen Leidensdruck kommt. Die Esslust ist groß, der Patient kann sich immer wieder einen Ausgleich schaffen durch das Erbrechen, mit dem er auch sein Gewicht kontrollieren kann. Der entscheidende Faktor dabei ist, dass ihm niemand auf die Schliche kommen darf, denn dann wäre er als Bulimiekranker entlarvt. Dass der Bulimiekranke seine Krankheit so leicht geheimhalten kann, ist aber eine Grund dafür, dass es so viele Bulimiekranke gibt. Man muss mit einer hohen Dunkelziffer rechnen.

Stottern will gelernt sein, Legasthenie auch

Stottern und Legasthenie sind Zwangsneurosen, mit Ausnahme der seltenen Fälle, die auf eine hirnorganische Erkrankung zurückzuführen sind.

Stottern

Der Stotterer ist nicht nur seinem eigenen Zwang zu stottern unterworfen, er will mit seinem Stottern auch die Umwelt zwingen, ihm mehr Aufmerksamkeit, Zuwendung und Liebe zu schenken. Der Stotterer zeigt zwar während des Stotterns das Bild eines geplagten Menschen, der wirklich Geplagte aber ist immer der damit Angesprochene.

Der Stotterer ist im Stottern geübt, und es fällt ihm nicht schwer zu stottern, weil er das Stottern braucht. Er lässt es sich auch nicht gerne mit den üblichen Mitteln von einem Sprachlehrer nehmen. Der Stotterer steht unter keinem schweren Leidensdruck, was dazu beiträgt, dass er sich nicht heilen lassen will. Denn es bringt fast jeder, den der Stotterer mit seinem Stottern anspricht, Geduld und viel liebende Zuwendung auf. Es gibt also, um ihm zu helfen, nichts anderes, als ihm das Wesen seines Tuns bewusst zu machen. Dadurch entblößt man den Stotterer zwar, aber er muss dann dazu Stellung nehmen. Das gelingt am besten mit der Methode der Psychoregulation.

Bei Stotterern kann oft beobachtet werden, dass diese immer dann stottern, wenn sie größeren Schwierigkeiten begegnen. Dabei kann es sich um situationsbedingte Schwierigkeiten handeln: regen sie sich auf, fühlen sie Angst, sind sie nervös, dann stottern sie stärker. Oder es handelt sich um reale Schwierigkeiten, z.B. wenn ein Fremdwort vorkommt, welches sie noch nie gelesen haben, oder wenn sie den Sinn eines Satzes nicht erfassen können. Dann nämlich nimmt sich der Stotterer das Recht, aus der Schwierigkeit eine künstliche Not zu machen. Und man darf nicht glauben, dass er mit seinem Sprechwerkzeug nicht zurecht käme.

Schwierigkeiten bereitet sich der Stotterer z.B. damit, dass er zu schnell spricht, was fast bei jedem Stotterer zu beobachten ist. Aus diesem Grunde müssen ihn dann seine Verwandten oder Bekannten ermahnen oder gar bitten: "So sprich doch langsamer." Diese künstliche Not, zu schnell zu sprechen, ist für den Stotterer noch der einfachste und unkomplizierteste Weg, sich Zuwendung zu verschaffen. Kinder stottern auch manchmal, wenn sie zu schnell sprechen. Sie tun es mit der gleichen Absicht.

Dass es sich beim Stottern um künstliche Not handeln muss, kann man daran erkennen, dass der Patient ein Wort, das er nicht unbedingt zu Ende sprechen kann, weil ihn das Stottern daran hindert, nicht mehr loslässt und sich weiterhin damit am Stottern hält. Er könnte ja in dem Moment, in dem er bemerkt, dass er das Wort nicht ordentlich sprechen kann, ein anderes Wort dafür einsetzen, oder den Satz abbrechen und einen neuen anfangen. Das wird er aber niemals machen, denn er klammert sich an seine künstliche Not.

> Christian S., ein 25jähriger junger Mann, stotterte stark. Er brachte fast kein ordentliches Wort heraus. Er sprach wie ein kleines Kind von drei Jahren. Er besaß auch eine sehr hohe Stimme, so dass er auch darin einen kindlichen Eindruck machte.
> Er bekam von mir den Satz auf: "Ich will das ganz kleine Burli (so nannte man ihn als er noch ein kleiner Junge war) von früher sein, und das will ich auch bleiben. Ich will nie reifer und erwachsener werden. Ich will vielmehr weinen und klagen, wie ein ganz kleines Kind, und ich will auch sprechen wie ein Kind von zwei Jahren."

Er war Beamter und hatte große berufliche Schwierigkeiten. Vor seinen Vorgesetzten hatte er panische Angst, was darauf schließen ließ, dass er mit seinem Vater große Schwierigkeiten hatte. Ich trug ihm schließlich auf, sich vorzustellen, einen konservativen, dunklen Anzug, einen Hut und einen Stock zu tragen, genau so wie der alte Chamberlain, und sich einzubilden Chamberlain persönlich zu sein. Er müsse dabei natürlich langsam, mit tiefer Stimme und souverän sprechen.
Als er sich zur nächsten Therapiestunde meldete, staunte ich nicht wenig, und ich musste mir das Lachen verkneifen, als der gute Mann tatsächlich wie Chamberlain verkleidet erschien, mit Hut, Stock und dunklem Anzug. Und als er den Mund aufmachte, sprach er mit tiefer Stimme und vollkommen ohne Stottern. Er bewegte sich langsam und würdig, als wäre er Chamberlain persönlich. Dabei blieb er durchaus ernst. Diese Haltung und dieses Benehmen behielt er nun die nächsten Wochen und Monate bei, und es erschien wie ein Wunder.
Dann jedoch, als ich vorhatte, für längere Zeit nach Kanada zu reisen, und er von dieser Tatsache erfuhr, begann er wieder zu stottern. Den Vaterersatz, den ich ihm geboten hatte, hat er eingebüßt, und es schien mir, als wollte mich der Patient mit seinem Stottern dafür, dass ich ihn verlassen würde, bestrafen.
Wie Chamberlain herumgehen zu dürfen empfand er als Geschenk, und es befriedigte sein Geltungsbedürfnis, daher fiel es ihm wohl so leicht, ordentlich zu sprechen. Sein starkes Geltungsbedürfnis war eine Folge seiner Furcht vor dem Vater, aber auch die vermeintliche Zurücksetzung durch die Mutter, welche sich mehr um seinen kleineren Bruder kümmerte. Durch die Sätze konnte ich ihm die Zusammenhänge aufklären und sein Schuldbewusstsein wecken, so dass er sein Stottern korrigieren musste.

Wenn jemand stottert, dann stottert er immer, um einen oder beide Elternteile damit anzusprechen. Wenn ein Patient sagt, ich habe keinen Kontakt zu meinem Vater, und er stottert deshalb, dann handelt es sich um eine Herausforderung des Vaters, weil er zu ihm den Kontakt wünscht. Wäre ihm sein Vater gleichgültig, dann würde er auch nicht stottern. Weil er aber stottert und fordert, hat er eigentlich schon Kontakt, nur nicht genug und natürlich nicht den eigentlich angestrebten.

Je länger ein Stotterer in seinem Leben gestottert hat, desto weniger kann er sich von seiner künstlichen Not lösen, denn er erhält Zuwendung dafür wie kaum ein anderer Neurosepatient für seine Leiden. Dieses Honorieren seines Stotterns hat sein Leiden chronisch werden lassen. Und der Stotterer ist davon sehr schwer abzubringen. Stottern heißt schlechthin: "Nehmt Rücksicht!".

Einer meiner Patienten wechselte seinen Arbeitsplatz, was zur Folge hatte, dass er bei der neuen Firma nicht stotterte, weil er es da nicht gebrauchen konnte. Er, der nur im Telegrammstil sprechen konnte und stark stotterte, sprach plötzlich ganz flüssig. Nachdem er sich jedoch in der Firma eingelebt hatte, fing er wieder wie früher an zu stottern. Man kann an diesem Verhalten erkennen, dass er, nachdem er bestimmte Persönlichkeiten in der Firma kennengelernt hatte, sie unterbewusst in Bezug auf ihre mögliche Liebeszuwendung abgewogen hatte.

Wenn ein Stotterer im häuslichen Milieu jede Rücksichtnahme auf (und für) sein Stottern erfährt, und es wird ihm mit übertriebener Fürsorge geantwortet, dann trifft es ihn empfindlich, wenn er spürt, dass er in einem anderen Milieu als Stotterer abgetan und für seinen Versuch, Fürsorge und Liebe zu erlangen, bestraft wird. Wenn also ein Stotterer darunter leidet, dass er vor fremden Leuten stottert, so trägt er daran Schuld, weil er das Stottern im häuslichen Milieu so fleißig geübt hat und durchführte, um Vorteile zu erreichen. Er wird dann außerhalb des häuslichen Milieus dafür gemaßregelt, denn er kann und darf von Fremden nicht so viel Liebe fordern wie zu Hause.

Der Stotterer würde sich einen großen Gefallen erweisen, wenn er seinen Beziehugspersonen gegenüber sagen würde: "Herrschaften, finden Sie sich bitte damit ab, dass ich stottere". Denn dann würde er nicht so große Angst haben, zu stottern, weil er die Maßregelungen oder die Verachtung nicht mehr so sehr zu fürchten bräuchte.

Ich habe einem Schüler den Rat gegeben, in der Klasse vor allen Schülern dem Lehrer gegenüber zu sagen: "Ich stottere manchmal, bitte nehmen Sie mir das nicht übel und nehmen Sie es auch nicht weiter ernst, dann wird es mir damit besser gehen". Er hat das tatsächlich durchgeführt und sagte bei seinem nächsten Besuch, er habe dabei ein ganz gutes Gefühl gehabt, es wäre durchaus richtig gewesen, und er hatte sich auch vorgenommen, eine Besserung wahrzumachen und zwar demnächst, wenn er ein Referat zu halten hätte.

Der Stotterer müsste sich eigentlich entscheiden, ob er die Vorteile im privaten Milieu, die er durch das Stottern erlangt, vorziehen und das Stottern beibehalten will, oder ob er diese Vorteile wegen der effektiven Nachteile in der Umwelt aufgeben will. Hieraus ergibt sich, dass man als Therapeut auch die Eltern und das häusliche Milieu beeinflussen muss.

Die meisten Stotterer bestätigen, dass sie in Gegenwart der Mutter am stärksten stottern. Wenn sie von zu Hause weg sind, stottern sie weniger und noch weniger dort, wo sie die größeren Nachteile zu befürchten haben, z.B. wenn sich ein Partner findet, den das Stottern stören könnte. Wird der Stotterer von der Mutter oder vom Vater sehr verwöhnt und gelingt es nicht, die Eltern davon abzubringen, so hat er keine sehr gute Prognose. So im Fall von Franz:

Franz wurde von seiner Mutter begleitet, und ich erkannte sofort, dass sie ihn verwöhnt hatte. Ich wusste deshalb auch, dass er das Wort "Mutter" nicht aussprechen konnte, und ein wiederholter Versuch bestätigte die Richtigkeit meiner Annahme.
Ich bestellte ihn zum nächsten Termin, zu dem er alleine kommen sollte. Ich forderte ihn auf, einen Text zu lesen, was er jedoch nicht konnte. Erst als ich diesen mit ihm zusammen las, konnte er ganz gut lesen. Er tat dies allerdings bei jedem Wort um Bruchteile einer Sekunde später. Hörte ich auf zu lesen, so stoppte auch er sofort, um gleich wieder einzusetzen, sobald ich auch nur die Lippen bewegte. Daraufhin las ich die Worte nicht mehr deutlich, sondern murmelte nur noch etwas vor mich hin. Da ging sein Lesen auch noch ganz gut, wenngleich er etwas gehemmter las. Legte ich längere Pausen als drei bis vier Worte dazwischen ein, so stoppte er sein Mitlesen so lange, bis ich wieder die Lippen bewegte oder einen Ton von mir gab. Ich hatte den Eindruck, als würde der Patient sich am Händchen gehalten fühlen, als wollte er die Autorität spüren und sich Liebe erwarten.
Als beim nächsten Termin der Vater mitkam, las er wie bisher, und es störte den Patienten nicht, dass ich für beide vernehmbar erklärte, was ich hier niedergeschrieben habe. Ich hatte dabei den Eindruck, dass Franz hinterher etwas freier lesen konnte.
Zum nächsten Termin lud ich beide Elternteile ein. Erst ließ ich den Vater hereinkommen und ich las mit dem Jungen. Er las wie beim letzten Mal. Dann, als ich die Mutter ins Zimmer kommen ließ, brachte der Junge kaum etwas über seine Lippen. Ich erklärte der Mutter daraufhin, dass sie zwar keine Schuld an dem Stottern ihres Sohnes treffe, sie aber trotzdem dessen Verursacherin war. Ich erklärte ihr, dass ich mir vorstelle, sie habe dem Kinde das Sprechen beigebracht, sei dabei ungeduldig geworden und habe ihn wohl auch ausgeschimpft, wenn er nicht so sprach, wie sie es wollte. Die Mutter bestätigte diesen Sachverhalt.

Franz hatte ihre Aufmerksamkeit ausgenutzt und sich damit interessant gemacht. Und aus diesem Grund hatte er erst recht mit Fehlern geantwortet. Je mehr er dafür ausgeschimpft wurde, desto fehlerhafter hatte er gesprochen. Ich riet ihr, mit dem Jungen Leseübungen durchzuführen, in der Weise, wie ich es ihr gezeigt hatte.
Als Franz das nächste Mal wieder alleine kam, erklärte er mir stark stotternd, dass er zu Hause noch mit niemandem ordentlich sprechen könne, dass er aber mit Hilfe der Mutter schon besser lesen könne. So gab ich dem Jungen diesmal auf, überall, wo er die Möglichkeit dazu finde, folgenden Satz vor sich herzusagen: "Ich will klagen und weinen und stottern, damit meine Mutter kommt und mir hilft und mir möglichst viel Liebe schenkt".
Es gilt damit dem Jungen aufzudecken, warum er überhaupt stottert, und wen er damit eigentlich ansprechen möchte. Als er zum nächsten Termin kam, meinte er, er könne mit Vater und Mutter noch nicht besser sprechen. Als ich aber die Mutter deshalb ansprach, gab sie mir eine Besserung ihres Sohnes an, er hüte sich aber, mit ihr zusammenzutreffen. Es handelte sich nach meinem Erachten um einen deutlichen Widerstand, den ihm das Unterbewusstsein diktierte: "Hör nicht auf Dr. Stummer, der will Dir doch nur Dein Stottern nehmen, womit Du Dir liebende Zuwendung beschaffen kannst."

Wurde bei einem Stotterer das Stottern durch viele Jahre honoriert, hat er also unberechtigt vermehrte Liebe bezogen, so wird der Stotterer großen Widerstand gegen die angestrebte Heilung zeigen. Im Fall von Franz hatten die Eltern vorgezogen, einen anderen Psychotherapeuten aufzusuchen.

Verschiedene Techniken des Stotterns

Wir müssen uns nun noch darüber klar werden, welche Formen des Stotterns es gibt. Stottern ist vom Atemstrom abhängig. Der Stotterer sucht sich - um zu stottern - einen Ort in seinem Sprechwerkzeug, von den Zähnen ausgehend bis hinunter zum Zwerchfell.

Wenn ein Mensch beim Stottern mit der Zunge an den Zähnen anstößt, dann lispelt er. Er kann also das Stottern durch fehlerhafte Zungentätigkeit hervorrufen. Er braucht nur während des Sprechens die Zunge von vorne nach hinten zu schieben, und schon entstehen undefinierbare Laute.

Auch kann er das Stottern dadurch erzeugen, dass er die Atemluft schon verblasen hat, noch bevor er sie zum Sprechen gebraucht hat. Er kann außerdem den Hals während des Sprechens pressen. Es gibt Stotterer, die beim Einatmen zu sprechen versuchen, was ihnen natürlich nicht gelingt.

Es gibt harte Stimmeinsätze, die sogar zum Herausschießen der Luft aus dem Rachen führen können und geradezu knallig wirken. Franz, der zuletzt beschriebene Stotterer, konnte z.B. "Mutter" nicht aussprechen. Er setzte mit dem "M" an, blieb daran hängen und stieß schließlich das "U" und den Rest des Wortes wie aus einer Pistole geschossen, heraus.

Viele Stotterer schmälern die Kontinuität der Stimme, so dass die Phonationsdauer verkürzt wird. Manche Stotterer haben bei der Aussprache bestimmter Laute große Schwierigkeiten. Andere stottern bei den Explosivlauten, wie b, p, d, t, g und k. Manche wiederholen die Worte oder Silben mehrmals. Manchein Stotterer lässt das Zwerchfell mitwirken, indem er es während des Sprechens einfach still stellt, so dass es zu keinem Luftstrom kommt.

Es kommt vor, dass der Stotterer bei schwierigem Sprechen mit den Händen oder mit Kopfbewegungen nachhilft. So passiert es, dass Stotterer, wenn sie z.B. ein Wort nicht aussprechen wollen, das Wort umschreiben, sogar gegenüber Menschen, die ihnen gleichgültig sein könnten. In diesem Falle ist der Stotterer ein Sklave seiner Gewohnheiten.

Alles, was der Stotterer bei seinem Stottern zum Ausdruck bringt, die Bewegungen der Gesichtsmuskulatur, des Halses oder des Rumpfes, ein bizarres Augenaufreißen, Grimassieren, Schnalzen, Hochziehen der Schultern, Armschlagen, Rumpfdrehen, Nackenzucken, Fußstampfen und vieles andere mehr, ist theatralisch und wurde zum Zwecke des größeren Effektes unterbewusst eingeübt.

Zu Ursache und Therapie des Stotterns

Der Ursprung des Stotterns liegt in der Lallperiode, noch vor der eigentlichen Sprachentwicklung, wenn das Kind alle Möglichkeiten durchprobiert, die der Artikulations- und Stimmgebungsapparat bietet. In dieser Zeit wird beim Sprechenlernen die Aufmerksamkeit der Mutter ausgenutzt. Das stotternde Kind macht eine künstliche Not aus dem Sprechenlernen und genießt es, wenn die Mutter sich dann besondere Mühe gibt, ihm beizustehen. Durch wiederholte Fehlleistungen erfährt das Kind immer mehr liebende Zuwendung und verharrt schließlich darin.

Manchmal stolpert das ältere Kind mit gesteigertem Rededrang über seine Gedanken und eilt seinen Worten voraus. Es findet nicht die richtigen Begriffe und überschlägt sich regelrecht. Weil solches fehlerhaftes Sprechen von der Mutter, oder wer sonst der Fürsorger ist, als Stottern angesehen wird und diese zu Korrekturen veranlasst, fühlt das Kind sein fehlerhaftes Sprechen honoriert, und es beharrt darauf. Ja es kann sogar das Gefühl entwickeln, damit eine besondere Leistung vollbracht zu haben.

Es wird niemand bezweifeln, dass das Stottern ein großes soziales Problem darstellt. Ungefähr 1 Prozent der Gesamtbevölkerung stottert. Das Leiden tritt immer dann zutage, wenn der Stotterer es mit anderen Menschen zu tun hat - um so mehr, je reifer und überlegener sie ihm erscheinen. Das bedeutet, wenn er mit einem Baby spricht, wird er wahrscheinlich nicht stottern. Hat er einen Vaterkomplex, so wird er Männern gegenüber, ganz besonders wenn sie reif sind, stottern. Stottert ein Mädchen, das einen relativ unreifen Vater hat, so kann sich das Stottern legen, sobald es einen Mann, der reif ist und den sie liebt, heiratet oder mit diesem eine feste Bindung eingeht.

> Silvia L., ein junges Mädchen, stotterte im normalen Umgang mit ihrer Umwelt ganz beträchtlich. Dann lernte sie einen Jungen kennen, in den sie sich verliebte. Nun sprach sie vollkommen normal, aber nur mit ihm; ich konnte das bei einem Telefongespräch mit diesem Mann hören. Die junge Dame wechselte also Stottern und normales Sprechen ab, je nach Notwendigkeit. Hätte sie bei dem jungen Mann gestottert, dann hätte sie vielleicht seine Zuneigung verloren.
> Ich ließ sie daraufhin ständig den Satz sagen: "Ich will mich überall im Stottern üben, damit ich meinen Geliebten verliere". Damit kam sie schnell vom Stottern ab.

Natürlich darf der Stotterer bei niemandem mit dem Stottern eine große Ausnahme machen, weil er sich sonst verraten würde. Mit der Methode der Psychoregulation lassen wir nun den Stotterer die von ihm verneinte Schwäche bejahen. Dies muss jedoch so geschickt durchgeführt werden, dass der Stotterer sich in seinem unterbewussten falschen Tun ertappt sieht und vom Stottern ablässt. Es wird ihm mit der Psychoregulation sein Schuldbewusstsein wiedergegeben, so dass er imstande ist, die Korrektur vorzunehmen.

Der Stotterer muss die Standardsätze genauso fleißig üben wie jeder andere neurotisch Kranke auch. Er lernt mit diesen, warum er stottert, und lässt von seiner Angst, das Stottern nicht verlieren zu können. Er kann sich auch mit dem Satz "Nicht mehr, nicht weniger, immer gleich" helfen. Weiter sollte er sich bemühen, immer eine Nuance tiefer zu sprechen.

Man wird den Stotterer einen Absatz immer wieder in übertriebener Weise stottern lassen. Er muss jedes Wort mit seinen Schwächen stottern. Ganz besonders muss er schwierige Worte, über die er sonst gar nicht hinwegkommt, mehrmals stottern. Dadurch wird sein Unterbewusstsein, welches dieses Verhalten fordert, abgesättigt.

Eine gute Hilfe, ihm das Stottern abzugewöhnen, ist, nachdem es ihm gelungen ist, langsam mit richtiger Atemtechnik zu lesen, ihn daraufhin ganz plötzlich schnell lesen zu lassen. Dies sollte wiederholt durchgeführt werden. Gelingt es, so bedeutet es einen Gewinn und hat eine Erhellung zur Folge. Gelingt es nicht, so wird es ihm keinen Schaden bringen.

Richtig wäre es, und das gilt besonders für Mütter, vorzugeben, den Stotterer nur dann zu verstehen, wenn er ordentlich spricht. Ein anderes Verhalten sollten sie sich erst gar nicht angewöhnen. Dem Stotterer muss aufgegeben werden, ständig Gelassenheit anzustreben. Ist er gelassen, ist er auch nicht hilfsbedürftig. Stellt er sich in ängstlicher Weise vor, stottern zu müssen, so kann er auch nicht selbstsicher sein.

Der Stotterer muss in der Psychoregulation immer erst erlernen, willentlich zu stottern. Sobald er willentlich stottern kann, kann er auch normal sprechen. Ich habe es erlebt, dass der Stotterer bereits am selben Tag ein Gedicht, das er vordem nur mit starkem Stottern zu lesen imstande war, fehlerfrei lesen konnte.

Wenn ein Stotterer bei bestimmten Lauten besonders große Schwierigkeiten empfindet, so sollte ihm aufgetragen werden, gerade diese Worte fehlerhaft auszusprechen. Ständig eingeschobene Redensarten, wie "äh", "hmm", "nichwahr", "wolln mal sagen", oder das Schnalzen mit der Zunge, Hochziehen der Schultern, usw. muss der Patient besonders ausgeprägt und wiederholt durchführen.

Der Patient wird bei dieser Vorgehensweise natürlich großen Widerstand zeigen. Es darf nicht vergessen werden, dass ihm mit der Fehlerbereinigung die Möglichkeit genommen wird, sich wie gewohnt Zuwendung und Mitleid zu verschaffen. Ein Patient, der von klein auf stottert, wird um so mehr Widerstand leisten, je älter er ist. Hilfsweise kann bei Kindern mit Belohnungen (Geld oder kleine Geschenke) der Widerstand verringert werden, z.B. indem man ihnen eine Mark für den Fall verspricht, dass sie besonders "gut" stottern. Je mehr das Fehlerverursachende herausgefordert wird, desto erfolgreicher wird die Therapie sein. Um es aber nochmals hervorzuheben, der Patient muss die Therapie auch wollen, und was ihm aufgetragen wird zu sprechen, muss er willentlich und theatralisch durchführen.

Legasthenie (und Bettnässen)

Bei der Legasthenie handelt es sich um Lese- und Rechtschreib-Schwierigkeiten. Sie äußert sich in den ersten Schuljahren als Versagen beim Erlernen der Schriftsprache. Die Legastheniker empfinden ihre Schwäche während des Heranwachsens als unangenehm und versuchen mit größter Überwindung, diese selbständig zu korrigieren oder ganz zu beheben.

Da eine einwandfreie Beherrschung der Rechtschreibung in unserem Schulsystem für den Schulerfolg ausschlaggebend ist, haben legasthenische Kinder in ihrer Umwelt mit wenig Verständnis für ihre Schwäche zu rechnen. Sie werden oft als weniger begabt, faul und unkonzentriert eingeschätzt, weil ihre Krankheit als solche oft gar nicht erkannt oder richtig eingeschätzt wird. Die Haltung der

Lehrer sowie der Eltern, ebenso wie das Bewusstsein des Legasthenikers, zu den Versagern zu gehören, kann zu einer Leistungsminderung auch in anderen Bereichen führen. Es kann zu einer Außenseiterreaktion kommen. Das Kind muss vielleicht in eine Sonderschule versetzt werden und fühlt sich dadurch degradiert. Es wird bespöttelt, schwänzt die Schule, wird trotzig oder störrisch. Es wird vor allem nicht so vorankommen, wie dies den gleichaltrigen Mitschülern gelingt.

> Die kleine Nicole stotterte bereits seit Monaten, und ich konnte es ihr mit der Satztherapie abgewöhnen.
> Jetzt schuf sie sich eine neue Not, denn jetzt "stotterte" sie durch Schreibfehler beim Diktat. Sie wurde Legasthenikerin. Damit erlebte sie eine Symptomverschiebung. Das Ziel dabei ist immer dasselbe: vermehrte Zuwendung und Mitleid von den Beziehungspersonen zu erreichen.

Die Ursache für Legasthenie liegt meistens in einer gestörten Zuwendung durch die Mutter oder andere Beziehungspersonen. Kein Wunder also, dass etwa doppelt so viele Jungen als Mädchen noch im Schulabschlussalter schweres Leseversagen zeigen. Das ist wohl darauf zurückzuführen, dass sich Jungen stärker an die Mutter binden als Mädchen, die mehr dem Vater zugetan sind. Jungen sehen auch häufig im Vater den Konkurrenten um die Mutterliebe; die Mutter hingegen wird sich um das legasthenische Kind besonders bemühen.

Auch das an Legasthenie erkrankte Kind ist durch "Grübeln" zu seiner Lese- und Schreibschwäche gekommen. Es hat sich zunutze gemacht, dass die Mutter sich wegen einiger Nachlässigkeitsfehler entweder zu sehr um es bemüht hat oder zu wenig. Wir wissen ja, welche Reaktionen Mütter zeigen, wenn das geliebte oder auch weniger geliebte, aber doch das eigene Kind, so erbärmlich in der Schule versagt. Wenn eine solche Mutter keine Zeit für ihr Kind hatte, packt sie plötzlich das Schuldgefühl, und sie findet nun besonders viel Zeit für ihr Kind. Sie setzt sich zu ihm und merkt gar nicht, dass sie gerade dadurch das fehlerhafte Lesen oder Schreiben honoriert. Und je mehr sich die Mutter um das Kind in dieser Weise bemüht, desto mehr wird dieses bestrebt sein, seine fehlerhafte Verhaltensweise beizubehalten oder sogar auszuweiten.

Gleich, welche Fehler das Kind beim Schreiben oder Lesen macht, der Therapeut wird ihm grundsätzlich das Sätzelesen zukommen lassen. Und außerdem wird er es damit beauftragen, einen auf Tonband langsam diktierten Absatz Wort für Wort abzuhören und niederzuschreiben.

Man muss von der Tatsache ausgehen, dass das Kind für seine Fehler bisher Zuwendung forderte. Diese Belohnung soll es auch jetzt bekommen, und zwar soll es als Zuwendung für seine fehlerhafte Leistung Geld erhalten. So erhält das Kind den Auftrag, in jedes geschriebene Wort exakt zwei Fehler zu machen. Für jedes Wort, das zwei Fehler aufzeigt, bekommt es, sagen wir zehn Pfennige. Sind mehr oder weniger Fehler enthalten, muss es z.B. fünf Pfennige abgeben. Man kann dem Kinde auch zuerst eine größere Quantität von Münzen vorgeben, und mit diesen muss es dann haushalten. Dabei ist wichtig, dass man dem Kinde genug Geld als Kapital vorstreckt, damit es auch etwas zu verlieren hat. Das Geld darf in der ersten Zeit jedoch nur für diesen Zweck eingesetzt werden.

Man wird erleben, dass die Kinder, die nun ehrgeizig versuchen, ihren Fehlerstandard zu bewahren, nicht mehr dazu in der Lage sind. Fordert man sie zu Fehlern auf, so werden sie auch an dieser Stelle versagen. Es handelt sich nur um ein spiegelbildliches Verhalten zu ihren Sprachschwierigkeiten. Das Kind kann aus dieser Erfahrung lernen, dass es mit seinen Schreib- oder Leseschwierigkeiten nicht so weit her ist.

Vor allem aber können die Mütter von legastheniekranken Kindern erkennen, dass Legasthenie nicht unheilbar ist, sondern wohl eher auf relativ leichte Art zu beheben. An dieser Stelle ist nun der Therapeut gefordert, den vorhandenen Widerstand bei Mutter und Kind zu beseitigen. Der Widerstand bei den Müttern ist oftmals genauso groß wie bei den Kindern. Denn durch ihr Verwöhnen binden sie die Kinder an sich. Und die Kinder erfahren durch die starke Verwöhnung eine Honorierung ihres Fehlverhaltens und wollen unterbewusst nun nicht mehr davon lassen. Das ist der Grund, warum man sie mit Geld in die "Falle" lockt, denn dafür sind sie bekanntlich besonders empfänglich, weil sie sich mit dem Geld selbständig etwas kaufen können.

Auch bei Kindern, die mit Bettnässen anfingen, habe ich mit dieser Methode gute Erfolge erzielt, einfach deshalb, weil hier eine nahezu gleiche Konstellation vorliegt. In diesem Fall ist dem Kind das Geld lieber als der Erfolg mit dem Bettnässen.

Das Kind, das nun ins Bett machen darf, beziehungsweise dafür noch belohnt wird, wird aufhören einzunässen. Der Grund ist eindeutig: es bejaht das Bettnässen, nimmt sich so seine künstliche Not, gleichzeitig werden die krankmachenden Anteile seines Unterbewusstseins abgesättigt; natürlich müssen hier auch noch die Standardsätze zum Einsatz kommen, um das gesamte Spektrum abzudecken. Und nach einiger Zeit wird es stolz und erfreut feststellen, dass es nicht mehr einnässt.

Genauso verläuft der Heilungsprozess bei den Legasthenikern. Natürlich kann es immer wieder zu Misserfolgen kommen, das hängt weitgehend davon ab, wie gut die Kinder sich führen lassen. Entscheidend ist, wie sehr die Kinder verwöhnt wurden und davon nicht lassen wollen. Auch gilt, dass die Kinder, die ja mit ihren Fehlern schon eine Mehrleistung erbringen, sich ihre Neurose nicht nehmen lassen wollen und einen Riecher entwickelt haben, die therapeutischen Bemühungen, gerade was die Seite ihrer Eltern betrifft, zu unterlaufen. Das fällt den legasthenischen Kindern um so leichter, als in ihrem Fall die Mutter stets abhängiger von ihrem Kinde ist, als dieses von ihr.

Ein wichtiger Punkt bei der Therapie ist es, den Müttern ihr Verhalten und seine Folgen deutlich zu machen und sie zu einer Änderung desselben zu führen. Der Therapeut ist gefordert, die Eltern zur Mitarbeit zu erziehen, damit sie aufhören die Fehlleistungen ihrer Sprösslinge durch irgendeine Form der Zuwendung zu honorieren. Das ist manchmal schwieriger als die Kinder selbst zur Mitarbeit zu führen, denn die Eltern binden ja durch dieses Verhalten die Kinder an sich, und oft möchten sie dies wohl nicht aufgeben. Aus diesen Gründen sollte man bei der Therapie der Legasthenie die Flinte nicht zu früh ins Korn werfen.

Herzneurose, das verkannte Leiden

Herzneurosen äußern sich durch Anfälle. Ein Anfall kann von einigen Minuten bis zu Stunden dauern, er kann von einer den Patienten erschreckenden Extrasystolie oder einer Arrhythmie begleitet werden. Es kommen auch Störungen der Atmung, asthmaartige Anfälle sowie Schweißausbrüche, Zittern, Schwindel, Parästhesien (Kribbeln) oder das Gefühl von schwerem Unbehagen vor. Außerdem haben die meisten Patienten in einem schwereren Anfall oft starke Sensationen von ausstrahlenden Schmerzen in den linken Arm, einen starken Druck in der Herzgegend unter dem Sternum und fast immer die Befürchtung, an einem Herzinfarkt sterben zu müssen oder zu ersticken. Die Todesnähe wird echt empfunden.

Die medizinische Welt schenkt der Herzneurose bislang noch wenig Aufmerksamkeit. Der Herzneurotiker steht unter einem starken Leidensdruck, denn fast jeder von ihnen lebt in der Vorstellung, einem unausweichlichen Herzinfarkt entgegenzuleben. Der Arzt weiß, dass es sich um eine Neurose handelt, und eine Neurose wird nicht allzu ernst genommen. Dem Herzneurotiker wird immer wieder gesagt, und durch Messinstrumente bewiesen, dass sein Herz organisch gesund sei. Wegen der großen Verbreitung, und weil die Herzneurose mit ihren Symptomen als ein organisches Leiden imponiert, bleibt sie vorderhand noch ein Problem der allgemeinen und der internistischen Praxis. Nun besteht aber kein Zweifel, dass sie der Psychotherapie zugeordnet werden müsste, weil es sich eben um eine Neurose handelt. Leider ist es so, dass es bisher auch keine psychotherapeutische Methode gab, mit der man die Herzneurose gesichert behandeln konnte. Die Statistik zeigt, dass Herzneurotiker ihr Leiden meist bis zum Lebensende mit sich herumschleppen müssen, dass innerhalb von 30 Jahren nur etwa ein Viertel der Herzneurotiker ihr Leiden verlieren.

Es ist nicht damit getan, dass man dem Herzneurotiker nach gründlicher Untersuchung des Herzens nur mitteilt, sein Herz sei gesund. Und es genügt auch nicht, dass man den Patienten als Hypochonder bezeichnet. Der Patient wird sich darauf berufen, dass er die Beschwerden tatsächlich hat. So mancher hat seinem Therapeuten schon den Vorwurf gemacht, er nehme die Angelegenheit nicht ernst genug und im Stillen macht er ihn, den Arzt, für seinen kommenden Herzinfarkt verantwortlich. Der Grund für diese Haltung ist der, wie wir bereits wissen, dass jede Neurose auf einer Liebessucht beruht und die Beschwerden des Neurotikers den Sinn haben, Liebe zu gewinnen. Beim Herzneurotiker ist wie bei jedem Neurotiker das Unterbewusstsein krankmachend und "falsch eingestellt". Es lässt sich die Chance, durch Ängste der Beziehungsperson Liebe abzugewinnen, nicht nehmen. Ohne Angst würde das Unterbewusstsein das Mittel, womit es sich Liebe verschaffen kann, aufgeben müssen. Das ist der eigentliche Grund, warum der Herzneurotiker so großen Widerstand gegen eine Behandlung leistet. Er fühlt sich in seinem Widerstand bestärkt, weil der Tod im Spiel und das Herz so lebenswichtig ist. Weil Herzneurotiker Grübler sind, sind sie in ihrer Vorstellung schon vielfach gestorben.

Da sich die Medizin bezüglich der Herzneurose und ihrer Genese nie ganz klar geworden ist, gibt es auch verschiedene Bezeichnungen dafür. Es gibt zwar den offiziellen Ausdruck "funktionelle Angina pectoris". Man tut die Herzneurose jedoch immer auch mit den vagen Bezeichnungen "funktionelles Syndrom" oder "neurovegetative Störung", "vegetative Dystonie" oder ganz simpel als nervöse Beschwerde ab.

Eine Herzneurose beginnt meist mit seelischen Störungen, wie Depressionen, Angstvorstellungen, und äußert sich mit Stichen in der Brust. Mit dem Gedanken, er könnte herzkrank sein, wiederholt der Patient die Beschwerden und ihre möglichen Folgen in der Vorstellung immer und immer wieder und immer mehr, ganz seiner krankhaften Liebeserwartung entsprechend. Je stärker seine Befürchtungen sind, desto mehr wird er wie in einem Teufelskreis seine Herzbeschwerden verstärken. Oft tritt die Herzneurose als Trennungsschmerz auf und nicht selten ist sie eine Begleiterscheinung der Eifersucht.

Zur Herzneurose kommt es auch häufig, wenn in der Familie oder im Bekanntenkreis ein Fall von Herztod vorkommt. Auch Zeitungsnachrichten, die über den Tod einer bekannten Persönlichkeit berichten, führen dazu. Man muss jedoch immer einkalkulieren, dass der Neurotiker im Grunde darauf abzielt, sich mit der Herzneurose liebende Zuwendung zu verschaffen.

Wie ich Herzneurosen mittels Psychoregulation heile

Da man genau weiß, wie das Leiden zustande kommt, ist es im Prinzip gar nicht schwierig, eine Herzneurose zu heilen. Ich will dies an mehreren Fallbeispielen explizieren.

> Ingo W., ein etwa 45jähriger Mann, der im Verlagswesen tätig war, litt seit dreieinhalb Jahren an schwersten herzneurotischen Beschwerden, die ihn täglich plagten. Wie sich herausstellte, starb er jeden Tag "seinen Herzinfarkt". Ein Patient von mir empfahl ihm, sich mit seinen Beschwerden einmal an mich zu wenden. Er lehnte mich jedoch ab, mit den Worten, er wolle mit deutschen Ärzten nichts mehr zu tun haben, da ihm keiner habe helfen können. Er habe schon die Flugkarte nach den USA in der Tasche. Er wolle in die Mayo-Klinik gehen und sich dort behandeln lassen. Ich sagte meinem Patienten hierauf, sein Freund werde dort auch keine Hilfe finden, er werde dort genau die gleiche Diagnose zu hören bekommen, die er schon hier seit mehr als drei Jahren von den Ärzten zu hören bekam. Der Patient könne danach aber gerne zu mir kommen, wenn er dann noch wolle. Ich sei gerne bereit, ihm zu helfen.
> Eines Tages, ich hatte den Patienten Ingo W. zwischenzeitlich schon vergessen, kam er aus den USA zurück und bat mich um Hilfe. Ich sagte ihm sofortige Behandlung zu. Ich erklärte ihm nach der Erhebung seiner Krankengeschichte noch in derselben Stunde, dass ich ihn heilen werde. Er dürfe aber nicht gegen seine Herzbeschwerden sein. Ich klärte ihn darüber auf, dass er sich gegen seine Schmerzen, wie überhaupt gegen die Krankheit verhalte wie einer, der sich mit beiden Armen gegen eine Hausmauer stemme in der Vorstellung, ihr Gegendruck sei gegen ihn gerichtet, und jeden Moment würde die Mauer auf ihn hereinbrechen und ihn erschlagen. Aus diesem Grunde drückt dieser Mensch immer stärker gegen die Wand. In Wirklichkeit aber steht die Mauer fest im Boden. Würde er sich von der Mauer ganz entfernen, so erlebte er den Beweis hierfür.

So ähnlich geht der Herzneurotiker als Gegenspieler seiner herzneurotischen Beschwerden vor. Er regt sich maßlos auf, und es kommt dadurch zur Ausschüttung von Adrenalin in die Blutbahn, das ihm am Punkt des geringsten Widerstands, also im Herzen die Gefäße zusammenzieht, was Schmerzen und unangenehme Gefühlssensationen verursacht. Der Herzneurotiker kann dies dadurch vermeiden, dass er erstens kein Nein zu aufkommenden oder vorhandenen Beschwerden ausspricht oder denkt, und zweitens soll er sogar seine Beschwerden laut herbeirufen. Was Ingo W., unseren Herzneurotiker, betrifft, so wies ich ihn auf seine gewohnheitsmäßige Mutlosigkeit hin und forderte ihn auf, mutig die Herzbeschwerden herauszufordern und den in seiner Vorstellung befindlichen Infarkttod zu bejahen mit den Worten: "Ich will starke Herzbeschwerden haben, ich will einen Infarkt erleiden und ich will tot zu Boden fallen." Entsetzt lehnte er ab, diesen Satz auszusprechen. Nachdem ich die volle Verantwortung für die Folgen auf mich nahm, sagte er ihn erst einmal sehr vorsichtig. Es geschah nichts Negatives, was doch eigentlich aus seiner Sicht heraus zu erwarten gewesen wäre. Wenn er "Ja" zur Not sagt, hätte der Infarkt erwartungsgemäß auftreten müssen.
Nun musste er diesen Satz ununterbrochen aussprechen und je öfter er ihn aussprach, desto mutiger wurde er. Nachdem er ihn etwa 30 Mal gesprochen hatte, sagte er plötzlich, mit dem Finger auf eine Vase zeigend: "Eine hübsche Vase haben Sie da". Worauf ich ihm entgegnete: "An das Sterben sollen Sie denken, nicht an die Vase. Sprechen Sie weiter." (Ich wollte, dass er das Bejahen konsequent einübt.)
Ingo W. war mit den Standardsätzen in den Händen eigentlich schon beschwerdefrei, als er meine Praxis verließ. Er war sicher unter einem so großen Leidensdruck gestanden, so dass er äußerst froh war, seine Neurose loszuwerden. Das Problem der unbewältigten zwischenmenschlichen Störungen in seiner Familie, die ursächlich mit seinem Krankenbild zusammenlagen, wurde ihm durch die Satztechnik aus dem Un-

terbewusstsein genommen. Er blieb auch weiter beschwerdefrei, zumindest kann ich das beurteilen, solange ich mit ihm in Verbindung stand, und das waren mehrere Jahre.

Heinrich R., ein 30jähriger Mann, von Beruf Schlosser, jungverheiratet, von ängstlicher Natur, rief mich an und bat mich um Hilfe. Er klagte über Herzbeschwerden seit etwa vier Jahren. Er litt unter starkem Druck in der Brust und anfallsweise an Herzjagen in den Kopf hinauf. Im Anfall hatte er auch ein pelziges Gefühl im linken Arm, so dass er ständig einen Herzinfarkt befürchtete. Sein Internist, ein Professor, habe bei ihm, nachdem er bereits 1/2 Jahr in seiner Behandlung stand, eine Gefäßdarstellung der rechten Hals- und Hirnseite machen lassen, weil er angeblich ein Geräusch an der rechten Halsseite gehört habe und an ein organisches Leiden dachte. Nachdem diese Untersuchung keinen pathologischen Befund ergeben hatte und der Patient all die Monate, die er bei seinem Arzt in Behandlung war, keine Besserung feststellen konnte, fragte er ihn, ob er nicht einmal einen Psychotherapeuten aufsuchen solle, weil seine Frau das für richtig finde. Der behandelnde Arzt riet ihm strikt ab, weil er sich davon keine Hilfe erwarten könne. Ich ließ mir von dem Mann am Telefon seine Vorgeschichte erzählen, und ich konnte ihm daraufhin Hoffnung auf Heilung machen. Tatsächlich brauchte ich nur zwei Sitzungen dafür. Ich führte die übliche Therapie durch, ebenfalls unter Anleitung der Standardsätze und der übrigen Techniken, und der Patient fühlte sich alsbald frei von allen Beschwerden. Ja, er begann sogar seine positive Einstellung damit unter Beweis zu stellen, dass er plante, seine Meisterprüfung zu machen, außerdem wollte er sich ein Häuschen bauen.
Ursache seiner Erkrankung war seine negative Mutterbeziehung, durch die er jetzt an seiner jungen Frau hing und die ihn arg verwöhnte.

Man soll die Katze an der Leine führen

Ich meine damit, dass man seine Not selber haben will, anstatt sich von ihr überfallen zu lassen. Ein Herzneurotiker wird von seinen Beschwerden immer zur Unzeit angefallen, wie von einer wilden Katze, die sich auf einer Vorhangstange oder einem Lüster auf die Lauer gelegt hat, um von dort dem Herzneurotiker bei passender Gelegenheit ins Genick zu springen. Zweckmäßiger und gesünder für den Herzneurotiker ist es, mutig den Satz zu bejahen "Ich will die Herzbeschwerden haben, ja ich will sie haben". Das kommt dem Einfangen der wilden Katze gleich, die man an einer "steifen" Leine hält. Sie muss zwar immer festgehalten und im Auge behalten werden, aber sie kann den Herzneurotiker nicht mehr anspringen und ihm damit auch keine Angst mehr verursachen. Sie wird von ihm geführt, beherrscht.

Ja, der Herzneurotiker soll seine Beschwerden so oft wie möglich herausfordern, in der Weise wie man einen Wachhund schroff anlaufen würde, so dass dieser Angst bekommt und Reißaus nimmt.

> Erich M., junger Mann von 21 Jahren, litt an einem Druck am Herzen, der meist im Bett auftrat, wenn er grübelte. Er sagte: "Ich spüre ständig meinen Herzschlag, das macht mich noch wahnsinnig, ich hatte das früher nie. Ich habe Angst, mich irgendwie anzustrengen, weil das Herz stehen bleiben könnte. Mein Arzt sagte mir nämlich, ich dürfe mich ja nicht anstrengen, weil sonst der Herzmuskel mitarbeiten müsse und das Herz stehen bleiben könnte. Er schickte mich ins Krankenhaus, wo der Lungenfacharzt mir die Bronchien untersuchte und bei dieser Gelegenheit feststellte, dass ein Herzklappenfehler vorliege. Diesen Befund übernahm dann der Hausarzt. Er schickte mich zu einer speziellen Herzuntersuchung. Vorsorge, so meinte er, wäre besser als Abwarten. Seither werde ich meine Beschwerden nicht mehr los, im Gegenteil, sie werden immer stärker."

Ich ließ den Erich M. hier noch einmal von einem Internisten untersuchen, der den Herzklappenfehler für harmlos erklärte. Schließlich konnte ich auch ihm gut helfen, mit seinem Problem fertig zu werden:
Er bekam von mir den Auftrag, vor allem immer nur an sein Herz zu denken und zwar dann, wenn er keine Beschwerden hätte. Er musste seine Beschwerden "herbeiholen", musste den Druck am Herzen haben wollen, als ob die Beschwerden zu ihm gehörten. Ich sagte ihm, er müsse sich so verhalten, als würde er einen Hund jagen, der ängstlich davonläuft. Er würde dabei sogar noch sein Vergnügen haben. Würde er dagegen davonlaufen, dann würde sicher der Hund hinter ihm herjagen und ihn wahrscheinlich noch tüchtig beißen, sozusagen als Folge seines Nein zur Not. Er müsse dem Hund sogar dann noch nachlaufen, wenn er ihn gar nicht mehr sehen könnte. So würde er jede Angst vor dem Hund verlieren. Man darf nicht vergessen, dass es sich bei den Herzbeschwerden nur um eine künstliche Not handelt und nicht etwa um eine tatsächlich existierende, die wie die Herzbeschwerden nur in der Vorstellungswelt vorhanden ist. Ich trug ihm außerdem auf, er müsse sich körperlich anstrengen, um die Beschwerden damit gleichzeitig herauszufordern. Mit der Satztechnik gegen die Beschwerden bewaffnet, brachte diese ihn nicht nur aus den Beschwerden heraus, sondern sie erhielt ihm auch die Beschwerdefreiheit bis zum heutigen Tage. So konnte er nach fünf Sitzungen die Behandlung beenden.

"Was ich habe, das habe ich, und das will ich auch behalten, nur besser werden darf es nicht."

Es ist meines Erachtens leichter, aufgrund der Vorgeschichte als aufgrund einer organischen Untersuchung eine Herzneurose zu diagnostizieren, wobei man letztere freilich in jedem Falle durchführen sollte, um ja keinen Fehler zu machen. Ich habe allerdings noch keinen Herzneurotiker gesehen, der nicht bevor er zu mir kam schon aufgrund seiner Beschwerden bereits eine gründliche Untersuchung durchführen ließ. Mancher Herzneurose-Patient mit schweren Symptomen landet (wohl aufgrund der Gewohnheiten vieler Ärzte) auf der Intensivstation.

So wurde einer meiner Patienten, Dieter F., ein 58-jähriger Mann, bereits zweimal in eine Intensivstation aufgenommen und behandelt, jedesmal wegen eines Herzinfarktes. Man kann sich denken, dass ein solcher Patient in Zukunft immer nur an den baldigen Herztod denken muss. Als er dann das dritte Mal dort eingewiesen wurde, rief mich seine Frau, die mich von früher her kannte, an, und fragte mich um Rat. Ihr Mann sei nun schon drei Wochen auf der Intensivstation, habe keinen Mut, diese zu verlassen, aus Angst, außerhalb der Krankenhausmauern ohne Schutz der Ärzte sofort am Infarkt zu sterben. Er befand sich im Ausland in einer Klinik. Dort rief ich ihn an. Ich forderte ihn auf, seine Beschwerden nicht zu verneinen, sondern sie mit dem Satz "Nicht mehr, nicht weniger, immer gleich" einzuklammern und zu bejahen. Ich erfuhr durch seine Frau, dass er noch am selben Tag die Klinik verlassen konnte und dass er danach beschwerdefrei war.

Später kam er zu mir in die Praxis. Er erklärte mir, er habe sich die Freiheit genommen, den aufgetragenen Satz umzuändern in "Was ich habe, das habe ich, und das will ich auch behalten, nur besser werden darf es nicht." In der Änderung dieses Satzes sehe ich viel Sinn. Denn gerne lässt der Neurotiker beim alten Satz "Nicht mehr, nicht weniger" eine Klammer weg, indem er auf Besserung wartet. Dies aber würde wiederum ein Nein zur Not bedeuten. Wenn irgendwelche kleineren Beschwerden auftreten, gebraucht er seinen Satz noch immer. Darüberhinaus haben ihm die Standardsätze zu einer tiefgreifenden Besserung verholfen. Er hielt sich außerdem an eine ausgewogene Diät, die seiner Gesundheit gut tat. Ansonsten fühlte er sich, sieben Jahre seit dem Zeitpunkt seines letzten Aufenthaltes in der erwähnten Intensivstation, wohl.

Eine Herzneurose kann auch durch andere Beschwerden abgelöst werden.

Josef K., ein etwa 40jähriger Mann, der in seiner Familie hautnah erlebte, wie in Abständen Vater, Mutter und ein Bruder einem tödlichen Herzinfarkt erlagen, bekam aus der ängstlichen Vorstellung heraus, der Nächste zu sein, eine schwere Herzneurose. Bei ihm ging die Heilung nicht so rasch vor sich, weil der Patient eine so erbärmliche Angst mit dem Nein zu seiner Vorstellungsnot, ebenfalls an einem Herzinfarkt sterben zu müssen, entwickelte. So hat sich ein großer Widerstand gegen sein Unterbewusstsein behauptet, so dass der Patient nicht Ja zur Not des drohenden Herzinfarktes sagen konnte.
Dass letzten Endes die Beschwerden nach gut drei Monaten doch aufhörten, verdankt der Patient seinem jugendlichen Alter. Interessant dabei war die Tatsache, dass sich im Anschluss an die starken Herzbeschwerden zudem ein so starker Drehschwindel einstellte, dass der Patient mehrmals zu Boden stürzte. Es war mir sofort klar, dass er eine Innenohraffektion gehabt haben musste. Und das bestätigte er mir auch sofort; er war am Innenohr operiert worden, so dass jetzt nachträglich die Operationsnarbe als Punkt des geringsten Widerstandes fungiert. Die weitere Behandlung mit den Techniken der Psychoregulation konnte auch damit fertig werden und zu einer weiteren Symptomverschiebung, wie man diese Vorgänge nennt, kam es nicht mehr. Der Patient hat mir, so oft ich ihn in letzter Zeit angerufen habe, mitgeteilt, dass es ihm gut gehe.

Aus den hier demonstrierten Fällen lässt sich deutlich erkennen, dass das Ja zur Not neurotische Herzbeschwerden beseitigen kann. Das "Nicht mehr, nicht weniger, immer gleich" kann dabei als wichtige Technik verwendet werden. Würde sich jeder Betroffene daran halten, so gäbe es sicher auch weniger Herzinfarkte, weil er geübt hat, die Schrecksekunde bei seelischen Schockerlebnissen zu mildern. Gleichwohl bin ich der Meinung, dass große Aufregungen den Menschen über das Herz zu töten vermögen und dass es einen Übergang von der Herzneurose zum Herzinfarkt gibt.

Asthma bronchiale: die Abhängigen

Die ersten Erfolge bei an Asthma bronchiale Erkrankten erzielte ich mit der Methode der Psychoregulation bereits 1947, als ich als junger Stationsarzt am "Rosenhügel" in Wien tätig war. Es bedeutete für mich damals ein erhebendes Gefühl, als es mir gelang, nach einigen Herzneurosefällen auch Fälle von Asthma bronchiale mit meiner Methode zu heilen. Diese Erfolge gaben mir den notwendigen Auftrieb, die von mir damals geschaffene Heilmethode weiterzuentwickeln.

Was eine Heilung des Asthmas so ausgesprochen problematisch gestaltet, ist, dass die Ursache des Leidens wenig offensichtlich und deshalb schwer zu erkennen ist. Seit Jahrhunderten sucht die Medizin eine Antwort auf die Frage, ob Asthma eine Erkrankung des Körpers oder der Seele sei. Tatsache ist einerseits, dass sich die meisten Asthmaerkrankungen mit einer Allergie, einem Infekt oder einer Überempfindlichkeit der Atemwege in Zusammenhang bringen lassen: häufig geht einem Anfall die Einatmung von Pollen, eine Grippe, eine übermäßige Anstrengung oder ein Aufenthalt in kalter, feuchter Luft voraus.

Tatsache ist andererseits, dass Menschen mit allergischem Asthma nicht ununterbrochen, sondern nur sporadisch an Anfällen leiden, obwohl die Substanzen, auf welche der Betroffene allergisch reagiert (z.B. Hausstaub oder Pollen im Frühling) ständig in der Luft vorhanden sind, so dass ein Asthmatiker eigentlich einen Daueranfall haben müsste.

Nicht weniger nachdenklich macht, dass man erkennen kann, verfolgt man eine Gruppe von asthmakranken Kindern in ihrem Werdegang, von diesen vor der Pubertät ein Drittel das Asthma auf Lebenszeit verliert, und ein weiteres Drittel zumindest über viele Jahre hinweg asthmafrei bleibt, ohne dass die Besserung auf eine ärztliche Therapie zurückzuführen wäre! Auch bei einigen wenigen Erwachsenen verschwindet die Krankheit für den Rest ihres Lebens völlig unerwartet und ohne ersichtlichen Grund.

Allgemein bekannt ist auch, dass besondere äußere Umstände, wie Zeiten außergewöhnlichen Stresses, Streit oder Aufregung leicht einen Asthmaanfall auslösen können, und oft geht ihm eine ungewöhnliche emotionale Belastung voraus. Wäre Asthma eine bloß körperliche Krankheit (wie eine Lungenentzündung), müsste eine medikamentöse Heilung möglich sein, wie sie auch immer wieder versucht wird, indem man die zugrundeliegenden Allergien durch Desensibilisierung und Infekte mit Antibiotika zu behandeln versucht. Auch, um des Hustens, der Atemnot und der Überproduktion von Schleim Herr zu werden, bietet die Pharmazie diverse Mittel an, die aber meist nur die genannten Symptome nehmen, aber auf die Anfälle keinen Einfluss haben. Was sie zu tun vermögen, bedeutet lediglich, das Leben des Asthmatikers erträglicher zu gestalten, indem sie die Anfälle ein Leben lang immer wieder nur unterdrücken.

Ich gebe zu, dass ich vielen Asthmatikern nicht oder kaum helfen konnte. Aber es handelte sich bei diesen um Patienten, die fast durchwegs zu alt waren um sich ihren Erstickungsgedanken, von dem wohl jeder inveterierte Asthmafall beherrscht wird, befreien zu lassen. Teilweise hatten sie keine Geduld, teilweise wurde ihnen von ihrem Hausarzt oder von Angehörigen und Freunden eher abgeraten statt zugeredet, sich einer Psychotherapie zu unterziehen.

Helfen konnte ich insbesondere jungen Leute mit Anstrengungsasthma. Ich klärte sie auf, dass sie von der Angst zu ersticken beherrscht werden und deshalb von den Asthmaanfällen nicht loskommen können. Sie verwechseln die Luftnot, die jeder bekommt, der sich körperlich anstrengt, mit der Luftnot, die der Asthmatiker von seinen Anfällen her kennt. Aus diesem Grunde fürchten sie, diese Luftnot könnte sich so verschlimmern, dass sie daran ersticken müssten, und diese ängstliche Vorstellung macht ihnen den asthmatischen Anfall.

Ich hieß meine Patienten mehrere Stockwerke hochlaufen. Im allgemeinen konnte ich diesen jungen Patienten, die an einem "Anstrengungsasthma" litten, voraussagen, dass sie beschwerdefrei und mit lachendem Gesicht von ihrer Treppenpartie zurückkehren würden. Und so geschah es dann auch in den meisten Fällen. Ich gab ihnen den Auftrag, rücksichtslos die Treppen hochzujagen und gleichzeitig möglichst überzeugt und laut zu sagen: "Ich will Luftnot haben!", und das unentwegt, auch beim Herunterlaufen. Die Jugendlichen folgen meist ohne Widerspruch und zeigen eine gewisse Neugierde. Anscheinend hilft ihnen dabei ihr jugendlicher Übermut und wohl auch die Sensationslust, denn keiner bis auf einen Patienten hat das Treppenlaufen bisher abgelehnt. Ich konnte diesem trotzdem helfen, weil es mir schließlich doch noch gelang, seinen Widerstand mit der Satztechnik, und zwar über längere Zeit hinweg, zu beseitigen.

Zum Anfall bei anderen Gelegenheiten kommt es im allgemeinen nicht mehr. Sie können beschwerdefrei die Treppen hochgehen oder mit dem Fahrrad fahren oder Fußballspielen und dergleichen mehr. Es versteht sich von selbst, dass kein Patient mit Anstrengungsasthma diese Treppenpartie selbständig unternehmen sollte. Anfangs soll er es nur unter Aufsicht seines Therapeuten tun, und außerdem müssen die Patienten fleißig die Standardsätze in Verbindung mit den zusätzlichen Asthmasätzen lesen.

Man hat mir schon vorgehalten, dass an solchen Erfolgen in erster Linie meine Suggestivwirkung ausschlaggebend sei. Dann erst recht müsste man das Asthma bronchiale ursächlich als psychogen betrachten. Im übrigen können diese jugendlichen Patienten im tiefen Wasser schwimmen, ohne einen Anfall zu erleiden. Auch diese Tatsache spricht dafür, dass Asthma bronchiale als seelisch bedingt aufzufassen ist. Denn, wenn die Asthmatiker schwimmend einen Anfall erleiden würden, liefen sie Gefahr zu ertrinken, und das wäre nicht in ihrem Interesse. In diesem Falle benützt der Patient die Luftnot, die sich bei jedem anderen Menschen auf die Anstrengung des Treppensteigens ergibt, um sich daraus eine künstliche Not zu machen. In Verbindung mit der Vorstellung, ersticken zu müssen, entwickelt sich das Asthma bronchiale. Die Erfahrung zeigte, dass Patienten, die diese Prüfung des Treppenlaufens gut überstanden haben, Zuversicht zur Gesundung gewannen, wohl weil sie es fertig brachten, das Asthma aus eigener Kraft zu meistern. Dazu ein Fall aus meiner Praxis:

> Der dreizehnjährige Jürgen litt seit seinem dritten Lebensjahr an spastischer Bronchitis und seit dem fünften an Asthma bronchiale. Aus Eifersucht auf seine Schwestern wollte er das mütterliche Bett nicht mehr verlassen. Wenn er einen Anfall hatte, zeigte sich die Mutter sehr besorgt, während der Vater in keinerlei Weise reagierte. Er kümmerte sich auch sonst nicht um den Jungen.
> Jürgen stand hochgradig in Konkurrenz zu dem Vater um die Mutterliebe, und er war auch gegen seine Schwestern eingestellt, weil diese vom Vater bevorzugt wurden. In Verbindung damit blieb ihm beim Treppensteigen einmal die Luft

weg, und seit dieser Zeit musste Jürgen täglich Sprays benutzen. Ich behandelte Jürgens Fall als Anstrengungsasthma in der üblichen Weise mit dem Erfolg, dass bei ihm in Zukunft weder ein Anfall noch irgendwelche asthmatischen Störungen in Erscheinung traten.

Der große Widerstand des Asthmatikers

Ich bin der Meinung, dass der Grund, warum das Asthma bronchiale in den Ruf der Unheilbarkeit gekommen ist, darin zu suchen ist, dass die Asthmatiker besonders großen Widerstand gegen die Heilmaßnahmen zeigen. Dies kommt wohl daher, weil gerade das Asthma bronchiale eine Erkrankung ist, die von Anfang an mit dem ständigen Todesgedanken, mit der Angst vor dem Ersticken einhergeht. Diese ständige, im Unterbewusstsein verhaftete Angst ist es, die den großen Widerstand schafft, und die den Asthmatiker immer Nein sagen und denken lässt, sobald er die geringste Atemstörung registriert. Er wird es ganz besonders tun, sobald er aus Therapiegründen seine Atemnot bejahen soll.

Leider machen wir uns zu wenige Gedanken über die Luft, die wir atmen. Sie wird uns im Übermaß kostenlos angeboten. Für jedes Stück Brot müssen wir eine Gegenleistung erbringen, dasselbe gilt für die Getränke, die der Mensch zu sich nimmt. Und dabei nehmen wir uns die Luft ununterbrochen, mit jedem Atemzug Tag und Nacht. Man kann die Luft als das wichtigste lebenserhaltende Mittel betrachten, denn ohne Luft müssen wir ersticken. Wenn wir einmal unser Frühstück nicht eingenommen oder das Mittagessen versäumt haben, was schadet es, dann essen wir eben das nächste Mal etwas mehr. Nicht so beim Verzehr unserer Luft. Wenn wir nur für kurze Zeit unseren Atem anhalten, wenn wir uns nur mit der Hand Nase und Mund eine Minute lang zuhalten, dann verursacht uns der entstehende Luftmangel schon größte Angst.

Wenn dieser Zustand des Luftmangels jedoch nicht unserem Willen unterliegt, taucht uns z.B. jemand unter Wasser und nimmt uns auf diese Art gegen unseren Willen nur zwei Minuten die Luft weg, dann, ja dann packt uns schnell das große Entsetzen, ersticken, sterben zu müssen. Beim Asthmakranken tauchen Erstickungsanfälle immer wieder auf. Um ein solches Erleben jedoch zu haben, genügt ihm allein schon die Vorstellung davon. Der Schock, den ein Mensch in Verbindung mit einer ungewollten Luftnot erlebt, ist gewaltig. Ich erlebe immer wieder Asthmapatienten, die das Ersterleben ihrer Luftnot negieren oder herunterspielen, es verdrängen, gerade weil es so schrecklich für sie war.

Spray und andere Abhängigkeiten

Leidet ein Asthmatiker das erste Mal unter Luftnot, so hat der Patient natürlich kein Spray bzw. keinerlei Asthmamittel zur Verfügung. Und kein Mensch, auch kein Arzt, den man vielleicht irgendwo getroffen hat, kann dem unter seiner Erstickungsangst Leidenden helfen. Hat man Glück, dann hat der Arzt einen Rezeptblock bei sich, und er kann dem Patienten ein Asthmaspray verschreiben. Und das hilft, ja es hilft sogar sofort! Ein Wunder ist geschehen! Was die so geliebte Mutter nicht konnte, der über alles stehende Vater nicht fertig brachte, ja sogar der Doktor nicht, das kleine Fläschchen, bei dem man nur mit dem Finger auf den Knopf zu drücken braucht, dieses kleine Fläschchen hat dem armen atemlosen Individuum die so geliebte Luft wieder verschafft und damit fast wieder den alten inneren Frieden.

Bestehen bleibt der Gedanke, die Angst, einen weiteren Anfall von Luftnot erleben zu müssen, und wird irgendwann plötzlich wieder in Erscheinung treten. Ungewollt schnürt es dann dem Kranken - wie schon vor einer Woche oder wie gestern - die Luft ab. Da hilft kein Klagen, da hilft kein Beten, da hilft nur das Spray. So bekommt das Sprayfläschchen für den meist unreif gebliebenen Kranken einen fast göttlichen Nimbus, welcher, wenigstens in seiner Vorstellung, lebensrettend wirkt. Gerade diese Tatsache schafft dem Asthmatiker einen verhängnisvollen Verlauf seines Asthmaleidens. Er wird in Zukunft immer mehr dem Spray vertrauen und wird dadurch in seinem Verhalten immer abhängiger davon. Er kommt übrigens bald dahinter, dass er mit seiner Not seinen Mitmenschen Liebe abgewinnen kann, ja dass er oft sogar der familiäre Brennpunkt wird. Er lernt seine Asthmanot gewinnbringend einzusetzen und erzeugt sich mit dem Nein zur Vorstellungsnot zumindest eine Enge in der Brust oder sogar einen Anfall, um die erwartete Liebe zu bekommen. Dies ganz besonders dann, wenn er sich leid tut, oder wenn er anderen leid tut. Dann nämlich denkt er sofort an sein Leiden, und er wird vom Nein zur erlebten Not Gebrauch machen, und er wird sein Asthma damit heraufbeschwören.

Aus der Tatsache, dass der Patient einen Asthma-Anfall erleidet, sobald er bemerkt, dass er sein Spray vergessen hat, lässt sich ableiten, dass Asthma bronchiale eine angstbedingte Krankheit ist. Es ist also nicht der Inhalt des Spray-Fläschchens, mit dem er sein Asthma verhindern kann, sondern das Bewusstsein, dass er es überhaupt bei sich hat und jederzeit benutzen kann. Hat dagegen ein Asthmatiker sein Spray zu Hause vergessen, so kann es allein dadurch zum schweren asthmatischen Anfall kommen. Das nachfolgende Fallbeispiel der Patientin Erika N. zeigt die psychische Abhängigkeit:

> "Ich leide seit über einem Jahr an Asthma bronchiale. Während dieses Jahres musste ich laufend Notärzte in Anspruch nehmen. Wenn ich vom Notarzt nur höre, dann bekomme ich schon Luftnot. Das Spray benötige ich unterschiedlich häufig, heute z.B. sehr oft, sechs bis sieben Mal. Zur Zeit nehme ich 5

mg Kortison; ich musste auch schon mal 25 mg nehmen. Diese Menge wurde mir im Krankenhaus verschrieben."
Dass sich die Patientin mit dem Asthma leid tat, gab sie mir gegenüber enthusiastisch zu. Wenn sie "normal" atmen könne, dann fehle ihr sogar etwas. Und prompt trete das Asthma bei diesem Gedanken auch schon wieder auf.
"Ich beobachte mich eben selbst. Wenn ich inhaliere, dann habe ich die Meinung: Jetzt habe ich es für zwei bis drei Stunden geschafft. Ich habe diese Meinung so in meinem Hirn einprogrammiert, dass ich tatsächlich nach zwei bis drei Stunden wieder inhalieren muss.
Ich habe es schon mal auf die Minute eingestellt, jetzt bin ich aber zum Glück auf verschiedene Zeiten gekommen. Ich konnte um 10.00 Uhr abends ins Bett gehen, ohne zu inhalieren. Ich wusste aber, dass ich gegen 22.45/23.00 Uhr inhalieren musste. Um diese Zeit bin ich genau aufgewacht. Soweit habe ich jetzt an mir gearbeitet, dass ich um 21.00 Uhr ins Bett gehe und einfach nicht daran denke. Ich denke dann, wenn ich aufwache, inhaliere ich. Mit dieser Einstellung ist es auch schon vorgekommen, dass ich erst um 24.00 Uhr inhalieren musste. Einmal hatte ich einen ganz guten Tag und wachte erst um 1.00 Uhr auf, um inhalieren zu müssen. Ich war dermaßen stark programmiert, bevor ich zu Ihnen gekommen bin. Ich glaubte fest, nicht mehr ohne das Spray leben zu können. Das Spray muss ich immer bei mir haben. Heute z.B. - ich nehme an, der Nebel ist daran schuld - habe ich das Spray noch öfter benützen müssen.
Mein Asthma sah in den 50er Jahren ganz anders aus als heute. Ich lebte zu dieser Zeit in M. Immer wenn der Nebel kam, musste ich mich im Bett aufrichten, und wenn der Nebel wieder wegging, konnte ich schlafen. Der Nebel spielt jetzt für mich keine Rolle mehr, weil ich sonst ewig im Bett sitzen müsste.
Ich lebte im Ausland, und bevor ich zurück reiste, war ich kerngesund. Als ich nach Deutschland zurück kam, dachte ich überhaupt nicht mehr an mein Asthma, mit einem Wort:

es war weg. Das sind Begebenheiten, die mich alle ein bisschen zum Nachdenken gebracht haben.
Wenn ich Asthma habe, bin ich immer mit mir alleine. Ich kann dann auch niemanden um mich ertragen. Ich schenke mir selbst die Liebe."
Im Jahre 1950 bekam Erika N. eine Tochter, deren Vater heiratete sie jedoch nicht, da er amerikanischer Staatsbürger war. Wenn sie an ihrem Asthma litt, kam er immer wieder und sorgte sich um sie - brachte Essen und kümmerte sich um alles. Unter dieser fürsorglichen Behandlung, habe sie ihre Asthmakrankheit verloren.
Er sei ihrem Vater sehr ähnlich gewesen. Sicher habe sie auch den Vater in ihm gesucht. Seit 1968 habe sie nichts mehr von ihm gehört. Er sei zu diesem Zeitpunkt in Vietnam erkrankt. Bald danach trat ihr Asthma wieder in Erscheinung.
Erst als es mir mit Hilfe der Satztechnik gelang, ihr bewusst zu machen, welche Beziehungspersonen sie mit ihrem Asthma ansprechen wollte, und ich diese in ihren Sätzen berücksichtigte, konnte sie mir mitteilen, dass sie zwar noch inhaliere, aber immer weniger zum Spray greifen müsse. Zu den allgemein gültigen Standardsätzen trug ich der Patientin noch folgende Sätze auf:
"Damit ich immer in großer Not bin und viel Angst bekomme und als Folge davon Luftnot, will ich leichte Beschwerden bekommen, und zwar dadurch, dass ich mir selbst oder anderen leid tue. Ja, das will ich!"
Das nächste Satzgefüge hieß:
"Ja! Ich will mir meine Atemnot und vor allem das Spray nicht nehmen lassen. Ich will beides haben. Ja, das will ich!
Ja! Ich will Tag und Nacht an das Spray denken, will es als Liebesersatz betrachten und will Asthmaanfälle provozieren, um mich des Sprays bedienen zu können. Ja, das will ich!"
Mit diesen Sätzen wurden der Patientin ihre krankhaften Anteile des Unterbewusstseins bewusst gemacht, und sie erhielt ihr Schuldbewusstsein, das sie mit dem Grübeln einbüßte,

zurück, so dass sie immer mehr auf das von ihr so geliebte Spray verzichten konnte.

Mehrere Patienten von mir berichten, dass sie nachts, wenn sie aufwachen, automatisch zum Spray greifen, obwohl sie gerade keinerlei asthmatische Beschwerden haben. Dies ist ein Hinweis darauf, dass die große Bedeutung des Sprays für solche Patienten gar nicht abzuschätzen ist. So habe ich die Erfahrung machen müssen: je abhängiger ein Patient vom Spray ist, desto größer ist sein Widerstand gegen die Behandlung. Bekommt ein Asthmakranker viel Aufmerksamkeit wegen seines Leidens geschenkt, so wird sich sein Leiden verstärken, und es wird auch der Widerstand gegen die Therapie stärker werden.

Das Nein, das der Kranke im Laufe der Jahre gebraucht, wird ihm zur Gewohnheit, weil er sich vom Nein zu dieser Not Liebe bzw. liebende Zuwendung verspricht. Je länger aber das Leiden andauert, desto eingeschliffener wird das Nein, und desto schlechter wird er zur Bejahung finden, sobald es ihm therapeutisch abgefordert wird.

Das eingeschliffene Nein ist der eigentliche Grund, warum lang andauernde Asthmaleiden besonders bei älteren Leuten nicht mehr oder nur sehr schwer geheilt werden können. Asthmatiker aber verlangen eine rasche Heilung, aus diesem Grunde wechseln sie so häufig den Arzt, was ihnen nicht viel einbringt. Ich bin zur Überzeugung gekommen, dass, wenn ein Asthmatiker, der sein Leiden schon lange Zeit hat, das Sätzelesen über einen entsprechend längeren Zeitraum durchführt, in den meisten Fällen zumindest eine Besserung erfahren wird. Meine Erfahrung zeigt, dass der Asthmapatient auf die (kontrollierende) Unterstützung durch den Therapeuten angewiesen ist. Denn nur allzu leicht lässt sich der Patient von seinem Unterbewusstsein verführen, das Sätzelesen zu vernachlässigen und schließlich ganz einzustellen. Dazu wird es kommen, wenn der Patient nicht von Anfang an so viel Disziplin zeigt und die Sätze richtig liest, so dass er von ihrem Vorteil keinen Gewinn verspürt.

Man muss bei diesen Fällen ins Kalkül ziehen, dass bei dem Gedanken an das Asthma geradezu automatisch das Nein dazu einsetzt, weshalb es notwendig erscheint, in solchen Fällen das Nein langsam aber sicher auf therapeutischem Wege in seiner Bedeutung zu schmälern und den Patienten immer mehr zur Bejahung hinzuführen, was durch das kontrollierte Üben der Asthmasätze möglich ist. Dazu braucht der Patient zumindest eine gewisse Zeit lang einen Therapeuten, der sein Bemühen überwacht.

Abbildung 8 (folgende zwei Seiten): Therapiezettel für eine Patientin mit Asthma bronchiale.

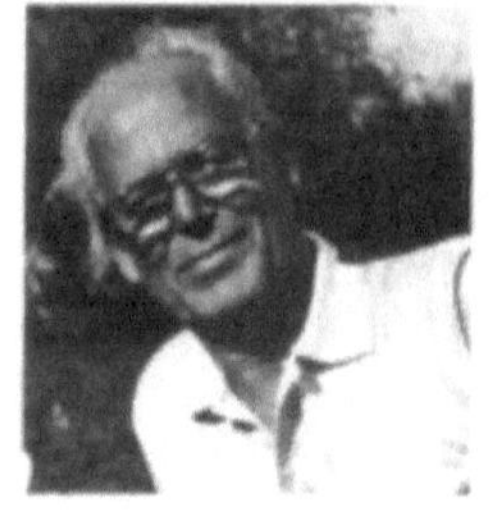

Soll die Technik wirksam sein, dann dürfen die folgenden Sätze nur laut, und sie müssen auch theatralisch und willentlich gesprochen werden, so also, daß der Inhalt möglichst kritiklos geglaubt wird. Mit dem Inhalt der Sätze wird unser Traumgeschehen gefüttert, und ihm wird die Korrektur unseres Handelns überlassen. Die Sätze müssen immer wieder und intensiv - anfangs so oft wie möglich und später morgens und abends - gesprochen werden, damit der Inhalt in die Hirnsubstanz eingeschliffen wird und bei der Traumverarbeitung zur richtigen Bedeutung und Auswirkung kommt.

Jeden Satz 5mal lesen und nicht auswendig lernen! Die Sätze dürfen leise gesprochen werden, aber so, als ob sie laut wären.

Obige Verhaltensweisen müssen unbedingt eingehalten werden, weil sonst der Erfolg ausbleibt!

Bitte, die Sätze nicht auf Tonband sprechen, und wenn, dann dürfen diese nicht abgehört werden!

Das Sätzelesen ist wie Rudern gegen den Strom. Sobald man damit aufhört, bevor das Ziel erreicht ist, treibt von zurück!

Ja!
Ich will die ganz kleine Lilly von früher sein, und die will ich auch bleiben. Ich will nie reifer und erwachsener werden werden. Vielmehr will ich immer weinen und klagen und kindlich-hilflos und hilfsbedürftig erscheinen, damit der Vater kommt und mir hilft. Ja, das will ich!

Ja!
Not macht Angst und Angst macht kindlich-hilflos und hilfsbedürftig, und das will ich auch sein, damit ich ein gesteigertes Recht auf Liebe und Zuwendung von allen Menschen her habe, von denen ich sie mir erwarten kann, ganz besonders aber von meinem Freund. Ja, das will ich!

Ja!
Damit ich immer in großer Not bin und viel Angst habe, will ich alles schwerer nehmen, was ich erlebe, und vor allem will ich immer wieder grübeln, d. h. ich will mich mit Notvorstellungen verängstigen, verkindlichen, kindlich-hilflos und hilfsbedürftig machen, besonders mit dem Gedanken an das Asthma, an die Luftnot, und ich will mich damit deprimieren und dadurch das Asthma erzeugen. Ja, das will ich!

Ja!
Damit ich immer in großer Not bin und viel Angst bekomme und als Folge davon Luftnot, will ich ganz leichte Beschwerden bekommen, und zwar dadurch, daß ich mir selbst oder anderen leid tue. Ich will mir dabei vorstellen, was für ein armer Mensch ich bin. Ja, das will ich!

Ja
Ich will auch den ganzen Tag an mein Spray denken und danach süchtig sein. Ja, das will ich!

Ja
Ich will auch heute nacht schwere Träume träumen. Ich will glauben, was ich träume. Ich will auch vom Asthma träumen und mit einem Asthmaanfall aufwachen. Ich will mich mit den Inhalten meiner Träume verängstigen, verkindlichen, kindlich-hilflos und hilfsbedürftig machen, so daß ich morgen früh als Traumkomputerergebnis den alten Trott weiterlebe. Ja, das will ich!

Rat:
Um das Asthma zu verlieren, muß man es erlernen, jede Not, ja jedes unangenehme Erleben sofort zu bejahen, weil eine bejahte Not keine Angst auslösen kann, während die Verneinung von Not immer so heftige Angst schafft, wie man die jeweilige Not heftig verneint. Außerdem darf man sich und anderen nicht leid tun, weil man sonst die kleinen Beschwerden provoziert - herausfordert -. Man begibt sich damit aber in die Falle. Diese Falle besteht darin, daß der Patient seine Angst steigert, weil er einer vermehrten "Nein-Tendenz" von seiner Kleinkinderzeit an unterliegt. Dadurch kommt es zur stärkeren Asthmaanfälligkeit. Die vermehrte Angst führt zu spastischen Zuständen in der Lunge (Husten, Enge usw.). Nun bekommt der Patient noch mehr Angst, und die spastischen Zustände in der Lunge treten erheblicher in Erscheinung, und er bekommt noch mehr Luftnot. Dies verursacht ihm noch mehr Angst usw. Aus diesem Grunde muß man die bekannten Techniken anwenden, um die kleine Luftnot beherrschen zu lernen, damit es nicht zum Teufelskreis, zum Hinaufwirbeln in den schweren Asthmaanfall kommt. Hat der Mensch kein Asthma, denkt er nicht an das Ersticken. Hat er leichte Beschwerden, dann bekommt er Angst, daß sie schlimmer werden, dann werden sie auch heftiger, und endlich kommt der Erstickungsgedanke zum Zuge. Dieser schafft ihm größere Angst. Dadurch aber kommt es zum schweren Asthmaanfall, der sich, wie schon gesagt, vermeiden läßt, indem man die kleinen Beschwerden beherrschen lernt. Die wichtigste Aufgabe ist dabei, die kleine Asthmanot - die Enge, das Husten, die leichte Luftnot - einzuklammern mit den Worten: "Nicht mehr, nicht weniger, immer gleich", was einem Bejahen der Beschwerden gleichkommt. Die Natur belohnt den Menschen sodann mit der Besserung und für die Bejahung der Not mit Beglückung.

Das "Nicht-mehr-nicht-weniger-immer-gleich" ist aber so durchzuführen, daß man die Beschwerden echt annimmt, geradezu als Buße dafür, daß man es vorher falsch gemacht hat. Wer diesen Satz der Besserung wegen spricht, nimmt eine Klammer weg dadurch, daß er sich die Besserung wünscht, was wiederum einer Verneinung der Verschlechterung gleichkommt. Man kann aber auch sagen: "Die Beschwerden, die ich jetzt habe, will ich behalten, nur besser werden dürfen sie nicht!"

Ein Umdenken ist nötig

Viele Schulmediziner neigen dazu, die Ursache des Asthma bronchiale nur als somatisch bedingt anzusehen, nur wenige erkennen seelische Ursachen an. Wie auf diese Weise die Chance zur Heilung vertan werden kann, möchte ich an einem besonders drastischen Beispiel aus meiner Praxis schildern:

> Luise D. war eine gutaussehende Frau Mitte dreißig, die ich auf der Insel Korsika kennenlernte, wo unsere beiden Familien ihren Urlaub verbrachten. Sie fiel am Strand auf, weil sie häufig mit Luftnot zu kämpfen hatte. Ich stellte mich ihr als Arzt vor und erklärte, dass ich ihr bei ihrem Asthma bronchiale gut helfen könne. Sie nahm mein Angebot gerne an, und ich machte sie auch gleich mit den wichtigsten Techniken der Psychoregulation vertraut. Ich schrieb ihr die Standardsätze auf, übte mit ihr das "Nicht mehr, nicht weniger..." ein, und so kam es, dass ihr nächster Anfall, wie sie sagte, sich bei weitem nicht so stark entwickelte wie sie das erwartet hatte.
> An den darauffolgenden Tagen berichtete sie mir, dass sie zwar noch unter vereinzelten Engen in der Brust zu leiden hatte, aber zu einem richtigen Anfall kam während des Urlaubes wider Erwarten nicht mehr. So entschloss sie sich, die Therapie in meiner Praxis fortzusetzen.
> Ihre Krankengeschichte stellte sich wie folgt dar: Bereits im Alter von einem halben Jahr war Luise D. an Asthma erkrankt. Bis zu ihrem 14. Lebensjahr hatte sie etwa zwei- bis dreimal jährlich eine Anfallsperiode. Aber vom 14. Lebensjahr an trat einmal im Jahr ein stärkerer Anfall hinzu.
> Während ihrer Verlobungsfeier, 1965, sie war damals 21 Jahre alt, bekam sie einen lebensgefährlichen Anfall, und seither erlitt sie ein- bis zweimal im Jahr mehrtägige schwere Anfälle, hauptsächlich im Sommer.
> Ihr Vater, ein Zahnarzt, war sehr streng und kam mit seinen drei Mädchen nicht zurecht. Er war vielmehr sehr eifersüchtig auf sie und hing an seiner Frau, die, wie die Luise D.

meinte, ihn wohl aus Berechnung geheiratet habe. "Es gab zu Hause viel Streit, aber nicht nur wegen der Kinder, sondern auch wegen anderer Männer, die sich für die Mutter interessierten." Diese habe den Vater mehrmals betrogen. Er starb, als die Patientin 14 Jahre alt war. Luise D. wuchs daraufhin im Internat auf.
Der Patientin wurde wenig Liebe von ihrer Mutter entgegengebracht, denn diese bevorzugte deren beide Schwestern. "Und was ich besonders unvornehm fand, war, dass meine Mutter immer auf ihre eigene Mutter geschimpft hat," äußerte sie. Zwei Jahre war sie auf dem Gymnasium, dann folgten drei Jahre Realschule und zweieinhalb Jahre Zahntechnikerschule.
Im Jahre 1965 lernte sie ihren jetzigen Mann, einen sieben Jahre älteren Diplom-Physiker kennen, mit dem sie zwei Buben hat, die zum Zeitpunkt der Behandlung zehn und dreizehn Jahre alt waren. Zu Beginn ihrer Ehe bestanden große Probleme, sie klammerte sich an ihren Mann und fühlte sich überfordert. Sie habe vor ihrer Ehe immer schon jemanden gesucht, der sie mag, der sie so akzeptiert wie sie sei, sie habe leider niemanden gefunden. Anfängliche Freundschaften zerbrachen immer wieder schnell.
Ihr Mann war von seiner Mutter sehr verwöhnt worden, sein Vater war sehr streng und lieblos, und ihr Mann stand mit dem Vater um die Liebe seiner Mutter in Konkurrenz.
Nachträglich erfuhr ich von der Patientin noch, dass ihre Säuglingszeit bereits sehr problematisch war. "Als ich 14 Tage alt war, schlug mich mein Vater, weil ich geschrien habe, so sehr, - er befand sich damals körperlich und nervlich in schlechter Verfassung - , dass er mich wiederbeleben musste. Das hätte mir meine Mutter niemals erzählen dürfen. Noch im gleichen Jahr kam meine Schwester zur Welt, sie war ein besonders hübsches Kind und aß gut, was man von mir nicht behaupten konnte. Ich war nur sehr lebhaft und hüpfte den ganzen Tag im Laufstall herum. Bei jeder beginnenden Kinderkrankheit wurde ich blau im Gesicht, verlor das Bewusst-

sein und fiel um. Mit einem Jahr war ich angeblich sauber. Ich hatte aber meine ganze Kindheit hindurch eine Abneigung vor der Toilette und litt immer an Verstopfung. Drei Jahre nach mir wurde meine jüngste Schwester geboren. Wir hatten immer Dienstmädchen. Weil wir alle drei sehr lebhaft waren, schickte meine Mutter sie mit uns in den Park, die Mutter blieb zu Hause. Wir wurden streng erzogen. Waren wir nicht brav, so bekamen wir von der Mutter Ohrfeigen. Am Abend erzählte sie dem Vater neue Schandtaten über uns und er schlug uns auf den nackten Po. Er brüllte dabei schrecklich. Diese Szenen sind mir noch in schlimmer Erinnerung."

Um die Behandlung dieser Patientin auf Kosten der Krankenkasse durchführen zu können, stellte ich einen Antrag nach dem Gutachterverfahren an die Krankenkasse, und darauf wurde mir im März 1980 mitgeteilt, dass eine Leistungspflicht für eine tiefenpsychologische Psychotherapie nicht gegeben sei. Der Gutachter, der den Antrag für die Psychotherapie zu beurteilen hatte, schrieb als Begründung:

"Es liegt eine seit dem 2. Lebensjahr bestehende psychosomatische Erkrankung vor, die bisher therapieresistent geblieben ist. Eine Behandlung nach Ziffer 868 (wie beantragt, Kurztherapie) hat keinerlei Aussicht auf Erfolg. Nach Ziffer XX der Richtlinien kann ich den Antrag deswegen nicht befürworten. Zudem ist die Psychosomatik im Antrag des behandelnden Arztes in einer ungewöhnlichen Diktion abgefasst, die sich in die übliche Neurosenpsychologie nicht einordnen lässt. Es ist deshalb anzunehmen, dass der Behandler auch eine Therapie durchführen will, die nicht unter die Richtlinien fällt."

Zu diesem Zeitpunkt war die Patientin schon längst ohne Beschwerden. Auch der Obergutachter lehnte meine Begründung für die Notwendigkeit der Therapie ab. Feststeht, dass die Patientin dank der Psychoregulation ihr 35 Jahre altes Asthma bronchiale-Leiden verloren hat und seitdem gesund geblieben ist. Auch neun Jahre später berichtete sie mir, nichts mehr von ihrem früheren Asthma zu spüren, ja, sie denke gar nicht mehr daran. Sie sagte: "Meine behandelnde

> Ärztin hat mich sechs Jahre lang desensibilisiert; hätte ich Sie nicht kennengelernt, dann hätte sie mich vielleicht bis zu meinem Tode desensibilisiert."

An dieser Stelle möchte ich die Aussagen dieses Kapitels in zwei Sätzen zusammenzufassen:

Um Asthma zu *lindern*, kann man *Medikamente* verabreichen.

Um Asthma zu *heilen*, sollte man die *seelischen Ursachen* beheben.

Wenn sich heute die Meinung in der medizinischen Welt durchgesetzt hat, dass das Asthma bronchiale eine unheilbare Krankheit sei, so beruht dies auf der Erfahrung, dass man ein Mittel, das in jedem Falle hilft, bisher nicht gefunden hat. So wich man ganz einfach auf die Medikamente aus, durch deren Verabreichung wenigstens vorübergehend eine Besserung der Beschwerden erreicht wird.

Es wäre zur allgemeinen Besserung des Asthmaproblems notwendig, darauf zu achten, schon die Jugendlichen der richtigen Behandlung zuzuführen. Damit ist eine Behandlung gefordert, die möglichst früh einsetzt und auf die Ursachen abzielt und diese behebt, und sich nicht mit einem bloßen Management der Krankheit zufrieden gibt. So würden auch die über lange Jahre chronisch gewordenen Fälle, die durch die Widerstandsbildung so schwer, wenn überhaupt zu heilen sind, allmählich aus der Welt geschafft würden.

Magen-Darm-Erkrankungen: Punkte des geringsten Widerstandes

Die Magen-Darm-Erkrankungen sind vielfach psychosomatisch bedingte Erkrankungen. Die Ursachen der Erkrankungen dieser Organe sind meist auf seelische und auf Ernährungs-Störungen während der Kindheitsentwicklung zurückzuführen. Wenn das Kind z.B. von den Eltern nicht richtig ernährt oder behandelt wird, so dass es erbrechen muss, dann kommt es dadurch bereits zur Vorschädigung des Magens. Stört der Patient im Erwachsenenalter den Magen gewohnheitsmäßig durch schädigende, zu heiße oder zu kalte Speisen oder Genussmittel, wie Alkohol oder Nikotin, dann können sowohl beim Heranwachsenden wie auch beim Erwachsenen in der Stresssituation gefäßspastische Zustände in der Magenwand auftreten.

Nimmt man gegen die daraus entstehenden Schmerzen Medikamente ein, so werden damit lediglich die Symptome genommen; die eigentliche Krankheitsursache, die man nur aus der Vorgeschichte erfahren kann, bleibt jedoch nach wie vor bestehen. Meistens wird der Patient, nachdem das Geschwür diagnostiziert wurde, mit die Magensäureproduktion hemmenden und neutralisierenden Medikamenten behandelt, damit die Salzsäure die Magenwand nicht weiter angreifen kann.

Werden Magengeschwüre nur symptomatisch, d.h. nur mit Medikamenten behandelt, so treten diese immer wieder auf und müssen nach etwa vier Jahren operiert entfernt werden, weil die Gefahr einer krebsigen Entartung besteht, oder weil es zum Magendurchbruch kommen kann. Hätte der Chirurg Theodor Billroth nicht seine hervorragende Operationstechnik, die seinen Namen trägt, gefunden, so wären bereits hunderttausende, wenn nicht mehr, Menschen vorzeitig gestorben. Aber, selbst nach dieser Operation, bei der zwei Drittel des Magens entfernt werden, kann es noch zu einem Magenstumpf-Karzinom kommen, weil auch die Operation die Ursache der Erkrankung nicht beheben konnte.

Wodurch kommt es zum Ulkus in der Magenwand?

Das Ulkus entsteht meist dort, wo Blutgefäße über das vegetative Nervensystem spastisch verengt werden. Dadurch ist die Durchblutung des Gewebes nicht mehr gewährleistet, und die Magensäure greift an den unterdurchbluteten Stellen der Magenwand an. So entsteht das Ulkus im Magen, welches auch die Magenwand durchdringen kann. Im fortgeschrittenen Stadium kann es zum Magendurchbruch und zur Blutung des Ulkus kommen, was nicht selten tödlich endet.

Durch die Einnahme von magensafthemmenden und -neutralisierenden Medikamenten wird die Magenwand geschützt, und es kann so zur Abheilung des Ulkus kommen. Dies schließt aber die Ursache des Ulkus nicht aus, und in den meisten Fällen entwickeln sich in absehbarer Zeit weitere Ulcera. Denn, wenn nun der Patient durch die medikamentöse Behandlung als "geheilt" erscheint, weil der Magensaft in seiner schädigenden Wirkung ausgeschaltet ist, so wird das nur so lange anhalten, bis er einer erneuten Stresswirkung unterliegt und es zu neuen Gefäßspasmen im Magen und damit zur erneuten Ulkusbildung kommt.

Wird ein Mensch körperlich verletzt, so kommt es am Ort der Verletzungen zu Gefäßspasmen, um ihn vor dem Verbluten zu bewahren. Nachdem der Mensch nicht nur körperlich, sondern auch seelisch verletzt werden kann, reagiert er auf eine seelische Verletzung hin ebenso mit einer gefäßspastischen Reaktion, und zwar am Punkt des geringsten Widerstandes im Körper, als hätte er dort eine blutende Verletzung erlitten. Es kommt an dieser Stelle durch den beschriebenen Gefäßspasmus zu einer Unterdurchblutung des Gewebes, die anfangs noch reversibel ist. Es wird sich aber, wenn die Störung anhält oder sich diese immer wieder von neuem bemerkbar macht, ein krankhafter Zustand entwickeln. Beim Magenulkus ist es das Loch, das durch die Magensäure entsteht, sowie auch der dadurch verursachte Schmerz.

Ein Ulkus des Magens ist eine recht quälende Angelegenheit, und wegen der weiteren Gefahren (Magenblutung, krebsige Entartung usw.) sollte sich der Patient das Ulkus nach 4jährigem Bestehen entfernen lassen. Dies wäre jedoch m.E. nicht notwendig, wenn man die Therapie der Psychoregulation zur Anwendung brächte. So im folgenden Fall:

> Es handelte sich hierbei um Monika E., eine 28jährige, sehr gut aussehende und ledige Patientin, die als EDV-Spezialistin tätig war. Sie kam zu mir in größter Verzweiflung und befasste sich mit dem Gedanken, mit einem Sprung durchs Fenster ihrem Leiden ein Ende zu bereiten. Wegen der bestehenden neurotischen Depression überwies sie mir ihr behandelnder Arzt zur Psychotherapie.
> Sie erzählte mir von sehr belastenden Magenschmerzen, an denen sie schon seit vier bis fünf Jahren mit kurzzeitigen Unterbrechungen litt. Aus ihrer Kindheit berichtete sie mir, dass sie einen lieblosen Vater hatte und später während der Lehrzeit einen Vorgesetzten, mit dem sie sich keineswegs verstand. Ohne Glück war sie auch bei Partnern, was wohl auf das nachteilige Vaterverhältnis zurückzuführen war.
> Die Depressionen waren auf den Verlust eines Freundes zurückzuführen, der sie mit einer anderen Frau betrog, ein Vorgang, der sich im Leben der Patientin mehrmals wiederholte. Aus diesem Grunde hielt sich die Patientin für eine vollkommene Versagerin. Die Magenbeschwerden, so meinte sie, hätten aber mit den Depressionen nichts zu tun; sie entstünden immer nur durch Stress. Ganz besonders in letzter Zeit reagiere sie auf neu ankommende Kunden, sowie auf geschäftliche Telefonanrufe, sofort mit Magenschmerzen. Ich kam aus diesem Grunde zur Überzeugung, dass sie diese Not, jedesmal wenn sie auftrat, heftig verneinte, um sich damit Angst zu produzieren, die sie unterbewusst an den verlorengegan-

genen Freund richtete. Diese Angst verursachte der Patientin auch die Magenschmerzen.

Therapeutisch war es für mich nicht schwierig vorzugehen. Als erstes bekam Monika E. die Aufgabe, alles, was sie künftig erleben wird, zu bejahen und nichts zu verneinen, weil eine Verneinung von Not immer so heftige Angst schafft, wie die jeweilige Not heftig verneint wird, während die Bejahung von Not keine Angst zur Folge hat. Eine Not, die man bejaht, die man also haben will, ist eigentlich keine Not mehr. Um aber die bereits vorhandene Angst zu beseitigen, musste die Patientin gewisse Sätze immer wieder willentlich und theatralisch lesen.

Weil die Angst immer einem Nein zur Not entspricht und zur Depression führt, kann man für alle Zustände, welche Angst machen, auch die gleichen Sätze verwenden. Die Patientin las diese vorschriftsmäßig und hatte nach etwa dreiwöchiger Behandlungszeit, nachdem sie von Beginn an fast keine Beschwerden mehr hatte, ihren Internisten aufgesucht. Dieser führte eine Röntgen-Untersuchung durch und brachte sein Erstaunen über den raschen Heilungsverlauf zum Ausdruck. Von den Ulcera war keine Spur mehr vorhanden, ja, er hat nicht einmal mehr Narben feststellen können. Ich habe die Patientin, heute etwa acht Jahre nach der Behandlung, angerufen und von ihr gesagt bekommen, dass sie seit der damaligen Behandlung mit ihrem Magen keinerlei Beschwerden mehr gehabt habe.

Was für das Magenulkus gilt, gilt im wesentlichen auch für den gesamten Darmtrakt. So habe ich z. B. mit den Sätzen schon viele Fälle von Zwölffingerdarmgeschwüren, wie auch einige von Colitis ulcerosa und von Morbus Crohn heilen können. Der folgende Fall soll aufzeigen, wie auch bei solchen Fällen das krankhafte Darmgeschehen eng mit einer Depression verknüpft ist, und dass der Patient mit derselben Art der Psychotherapie geheilt werden konnte. Medikamente brauchten auch hier nicht gegeben zu werden.

> Es geht um Gunnar H., einen etwa 28-jährigen Studenten, der schon seit fast einem Jahr so stark depressiv war, dass er, wie er mir berichtete, unfähig war, richtig zu denken oder sich zu konzentrieren. Das Studium, vor dessen unmittelbaren Ende er stand, hatte er aufgeben müssen.
> Gunnar H. berichtete mir, dass er vollends am Ende sei, nicht mehr schlafen könne, ständig grübeln müsse und Selbstmordgedanken habe. Das Schlimmste aber sei, dass er wässrigen, mit Blut und Schleim vermischten Bleistiftstuhl habe. Die Diagnose, die ich bei ihm stellte, nämlich "Colitis ulcerosa", hätten schon mehrere andere Ärzte gestellt, die ihm aber bisher nicht helfen konnten.
> Nach etwa sechswöchiger Behandlung, während welcher der Patient fleißig seine Sätze las, gab er an, seine Stuhlbeschwerden und seine Depressionen verloren und dafür zu einem ganz neuen positiven Lebensgefühl gefunden zu haben. Er sagte wortwörtlich: "Ich kam als Wrack hierher und wusste nicht, wie alles weitergehen soll. Jetzt aber habe ich eine gute Diplomarbeit fertiggebracht, habe meine Prüfungen hinter mir und einen ganz neuen Weg vor mir."

Wenn man außerdem weiß, dass man bisher viele Fälle von Colitis ulcerosa einer Darmoperation unterziehen musste, um bei ihnen eine Besserung zu erreichen, dass von den operierten Patienten die Hälfte einen Darmkrebs entwickelten und daran sterben mussten, so spricht wohl sehr viel dafür, dass sich eine Anwendung der Methode der "Psychoregulation" gerade bei solchen Fällen lohnen wird.

Kapitel 4: Schlussbetrachtungen: Menschliche Reife und Unreife, und wie sich beide auf Partnerschaften auswirken

Die Gefahr der Atombombe ist nicht so gravierend wie die der *Unreife* der Menschen. Fast alles Unglück geht von relativ unreifen Menschen aus. Viele davon bevölkern die Krankenhäuser und psychiatrischen Kliniken, die Fachkrankenhäuser, aber auch die Gefängnisse. Sie beschäftigen die überlasteten Gerichte, sind häufig mitverantwortlich für die Toten auf den Straßen, wie auch für das Unbehagen am und im öffentlichen Leben.

Weil sie kaum Gebende sind, dafür um so mehr süchtig Nehmende, stören sie überall, wo sie in Erscheinung treten, insbesondere in der eigenen Familie. Sie verzweifeln, weil sie sich einbilden, keine echte Liebeszuwendung zu erfahren und sinnen deshalb unentwegt auf die Erzeugung künstlicher Not, um anderen mit der daraus erzeugten Angst die versagte Zuwendung abzuzwingen.

Weil sie sich *stets mehr als andere* zurückgesetzt, ungeliebt, gehasst, belogen, betrogen, bestohlen fühlen, wehren sich viele von ihnen damit, dass sie Gleiches mit Gleichem vergelten zu müssen glauben. So entziehen sie anderen die Liebe, womit sie sich meist ins Unrecht setzen. Unreife spricht nicht gegen Intelligenz, und ist sogar unabhängig von derem Grad.

Nicht zuletzt sind es die Unreifen, welche für alle kriegerischen Auseinandersetzungen verantwortlich sind. Kriege, so sagt man, entstehen immer aus Angst (sieht man von materiellen Beweggründen und historischen Prozessen einmal ab). Weil aber die Angst stets bei den Unreifen im krankhaften Übermaß zu finden ist, erhalten wir einen deutlichen Hinweis auf die seelische Konstitution der Verursacher von Kriegen.

Der Begriff der "menschlichen Reife" ist schwierig zu definieren. In der Natur unterliegt alles einem natürlichen Reifungsprozess, der Mensch nur bedingt. Die *Reifen* sind diejenigen Menschen, die Liebe schenken können, ohne dabei auf ihren eigenen Vorteil bedacht zu sein. Die Unreifen sind die Menschen, die Liebe für sich in Anspruch nehmen, ohne diese selbst geben zu können. Dennoch ist der Mensch für seinen Mangel an Reife nicht allein verantwortlich. Dieser ist durch sein Schicksal bedingt und hängt davon ab, wieviel Liebe er von seinen Eltern oder deren Vertretern empfangen hat. Es kommt auf das Liebesgefälle an, auf die Konstellation von beiden Elternteilen und auf die zeitliche Einwirkung der Liebesgebung durch die Eltern. Man sollte also nicht von Schuld für mangelnde Reife und den damit verbundenen Nachteilen sprechen.

Zur Reife erziehen!

Es ist anzunehmen, dass das erste Schreien des Kindes auf einem Lernprozess beruht. Das Kind hat bereits von der Mutter gelernt, *Nein zur Not* zu sagen und bringt dies bei der Geburt zum erstenmal zum Ausdruck. Vermutlich ist bereits beim Fötus engrammiert sein, was später im Leben im Unterbewussten eingeschrieben ist, und bei der Aufarbeitung künftiger Erlebnisse eine Rolle spielen wird. Nachdem das Kind zur Welt gekommen ist, spricht es schon mit seiner Angst, indem es strampelt, sich verkrampft, den Kopf mit den Händen umklammert, oder es spricht mit zufriedenem Gesicht, wenn es schläft. Eines ist sicher: wenn das Kind schreit, ist es unzufrieden und will etwas. Es dauert nicht lange, dann wird es sein erstes Lächeln zeigen. Es ist die erste Liebe, die das Kind schenkt. Und dankbar schenkt die Mutter die Liebe zurück.

Sicher, das Kind ist unreif, aber nicht in dem Maße, wie sich das viele Eltern vorstellen. Wer ein Kind während der ersten Zeit beobachtet, der kann sehen, wie rasch es sich an die Umwelt anpasst, wie rasch es erkennen lernt. Die Mutter steht dabei Wache, sie, die Reife, die reif sein muss, soll aus ihrem Sprössling etwas werden.

In dem *Verhältnis zwischen Mutter und Kind* zeigt sich genau, dass die Reifung des Kindes schicksalhaft bedingt ist. Hat die Mutter eine entsprechende Reife erworben, so wird das Kind die "Milch der Liebe" qualitativ und quantitativ so genießen, wie die Mutter sie zur Verfügung stellt. Ist die Mutter reif, so wird auch das Kind heranreifen können. Ist die Mutter unreif, so wird man um das Kind bangen müssen.

Ich behaupte: der Ersatz für die Mutter stellt immer eine problembehaftete Entscheidung dar. Die Überlassung der Mutterrolle an eine fremde Person, oder gar an eine Institution, bedeutet für das Kind eine Schädigung, weil eine Ersatzmutter fast nie die Liebe für das Kind aufbringen kann, über welche die eigene Mutter verfügt. Selbst einer Großmutter gelingt das selten.

Es kommt also darauf an, dass ein Baby, das selbst noch keine Not lösen kann, diese von der Mutter möglichst sofort gelöst bekommt, was ein Akt der Liebe ist. Der neue Erdenbürger wird nicht gefragt, ob er auf dieser Erde leben will. Er wird nicht gefragt, wann, wo und von wem er geboren werden will. Er wird einfach hineingeworfen in diese Welt, bettelarm oder reich, kraftstrotzend oder vielleicht als einer der vielen durch die Geburt Geschädigten, mehr oder weniger gut von seinen Eltern beschützt und lebensfähig gemacht. Von diesem Schutz hängt es nun ab, ob und wie bald und wie sehr der Ankömmling sich gegen eine eventuelle schlechte Behandlung durch seinen Beschützer auflehnt.

Dem aufmerksamen Beobachter kann es nicht entgehen, wie unruhig und hektisch manche Babys und Kleinkinder sind. Wer genau hinschaut, kann feststellen, wie sehr diese die ständige Verbindung zum Fürsorger vermissen. Ein kleines Kind kann nur dann vom Schreien abgehalten werden, wenn sich in erster Linie die Mutter rund um die Uhr um es kümmert. Darum ist es meines Erachtens so nachteilig, wenn Mütter einer beruflichen Tätigkeit nachgehen und zwar zu einer Zeit, in der die Babys und Kleinkinder der Mutter ganz besonders notwendig bedürfen. Wenn schon die Mutter verhindert ist, beim Baby zu bleiben, so sollte doch wenigstens der Vater für es Zeit haben. Unser Zeitgeist macht das in der Regel nicht möglich. In der sogenannten Dritten Welt tragen die Mütter die Kinder in den ersten Jahren, in der sie die ständige Fürsorge der Mutter am dringendsten brauchen und fordern, an ihrem Körper und beaufsichtigen sie ständig. Diese Kinder schreien nicht so viel.

Später jedoch, wenn das Kleinkind schon selbst seine Not lösen möchte, z.B. etwas "alleine" machen möchte, dann sollte man es auch nicht daran hindern. Sobald das Kind anzeigt, dass es selbständig werden möchte, sollten die Eltern oder andere Bezugspersonen es dazu ermutigen.

Wir können feststellen, dass es Menschen gibt, die in ihrem Leben relativ wenig leiden müssen, und daher recht zufrieden sind, während es andererseits Menschen gibt, die ständig ein unzufriedenes Leben führen und immer wieder von Schicksalsschlägen getroffen werden, sie scheinen das Unglück förmlich anzuziehen.

Bei genauerem Hinsehen verschwimmt der Zusammenhang zwischen mehr oder weniger wohlmeinendem Schicksal und subjektiv empfundenem Glück. Wir stellen nicht nur fest, dass der Glückliche immer wieder *Glück* hat, sondern dass er auch mit Schicksalsschlägen anders umzugehen weiß, und tatsächlich deren Ausmaß unter Kontrolle halten kann.

Anderen Menschen Hilfe und Fürsorge angedeihen zu lassen, ist eine schöne und große Aufgabe für einen reifen Menschen, denn das bedeutet Liebe schenken. Jeder besitzt diese Anlagen, muss sie aber erst entdecken und nutzen lernen, und diese Möglichkeit bietet nur eine angemessene Erziehung.

Wenn ich im Verlauf dieses Buches mehrmals davon sprach, dass der Neurotiker "sündigt", weil er seine Beschwerden unterbewusst "will", dass er mit seinem Grübeln seine Mitmenschen zu erpressen versucht, dann bedeutet das gleichzeitig immer, dass dieser Mensch dennoch damit um Hilfe ruft, und dass wir diesem Menschen *helfen müssen*, denn er ist neurotisch *krank*. Er muss erfahren, was er falsch macht.

Der unreife Mensch ist also eine Art Erpresser, weil er sich anders nicht zu helfen weiß. Denn ihm würde keiner helfen, würde er sich normal verhalten! So haben wir Verständnis für ihn und helfen ihm; auch mit der Einsicht, dass wir, wenn wir ihm helfen, auch uns selber helfen. Seine Methode ist zwar falsch, aber das Ziel verständlich. Durch ebenfalls unreife Erzieher hat er gelernt, jedesmal noch etwas mehr zu dramatisieren, damit seine Angst beachtet wird. Leider sind es nicht nur die unreifen Erzieher, die ihn gelehrt haben, so zu handeln, sondern die Erfahrungen, die er mit seinen Mitmenschen, mit unserem Gesundheitswesen machen musste.

Wenn wir heute sagen, ein Mensch sei "unreif" oder "schwach", so wird das meist als eine Beleidigung aufgefasst. Warum wird das so ungern gehört? Leider ist es so, dass mit der Vorstellung von der eigenen Schwäche und Unfertigkeit ein berechtigtes Gefühl der Verlassenheit aufkommt. Wenn ich in unserer egoistischen Zeit sage, "Ich bin schwach, helft mir!", versuchen alle um mich herum wegzulaufen, oder mir noch einen Stoß zu versetzen. Fast keiner will den rettenden Arm reichen, an den der Schwache sich klammern könnte. Tut er es aber, so wird er oft selbst als schwach angesehen.

Wenn wir die Hilfe und Liebe anderer Menschen annehmen, stellen wir uns in deren Schuld. Die Hilfe der anderen müsste den Beschenkten befähigen, Schuld wieder abzutragen. Dazu reicht aber die kurzatmige Hilfsbereitschaft der Mitmenschen meist nicht aus, sie versagt auf halber Strecke. Sei es, dass dem unreifen Menschen eine selbstgerechte, pharisäerhafte Hilfe angeboten wird, eine unüberlegte, also für seine Not nicht adäquate, oder, dass die anderen einfach die Lust am Helfen verlieren, weil sie keinen Fortschritt zu erkennen glauben. So geht dem Unreifen dann nach und nach die Vorstellung verloren, dass er selbst durch die Liebe der anderen wachsen und reifen kann. Er glaubt bereits im voraus, auch wenn die Verhältnisse in der Realität anders liegen, dass diese Liebe nicht ausreichen wird.

Wenn ein um Hilfe Angehaltener die für eine Nachreifung erforderliche Liebe nicht geben kann oder will, mit welch trickreicher "Hilf-Dir-Selbst"-Argumentation auch immer, dann ist er ebenfalls nicht reif und benötigt selbst noch Hilfe. Es gibt eine Tendenz unserer Gesellschaft zur *allgemeinen Liebesarmut* und Unreife gegenüber dem Nächsten.

Die Erziehung durch und die Beziehung zu Mutter und Vater *prägen* alle weiteren Beziehungen zu anderen Menschen. Von welcher "Prägung" soll hier die Rede sein? Was ist das Wesentliche in der Erziehung des Kindes? Was können Eltern falsch machen?

Wesentlich ist es, dem Kind bei der Entwicklung der Fähigkeit, Leiden und Angst selbst zu bewältigen, durch die richtige Erziehung zu helfen. Zu dieser Fähigkeit kommt es nicht, wenn die Eltern in der Regel selbst unreif geblieben sind und ihre Nöte nicht genügend bejahen und lösen können. Durch dieses nachteilige Vorbild vermag auch das Kind nicht den Weg zur selbständigen Bejahung seiner Nöte zu finden.

Ein Kind wird während des Heranwachsens reifen, so wie es lernt, seine Nöte zu bejahen. Es wird mit jedem richtigen Akt der Belehrung und des Lernens entsprechende Liebe erfahren. Die erreichte Reife und das Liebeskontingent, über welches der Heranwachsende verfügt, werden sich dabei die Waage halten.

Wir vermögen auch zu sagen, dass ein Erzieher seinen Zögling durch den erzieherischen Einfluss niemals zu einer größeren Reife führen kann, als er selbst hat. Weil nun aber nicht jeder, der zur Erziehung verpflichtet ist, sein Bestes gibt, lässt sich erahnen, wie sehr ein Kind, bei dem nur ein Elternteil die Erziehung durchführt, sich in der Gefahr befindet, nicht die genügende Reife zu gewinnen. So gesehen hat die Ehe einen hohen Sinn, und Scheidungen schaden den Kindern vielfach sehr.

Freilich können andere Personen noch Einfluss nehmen, der Großvater oder die Großmutter, oder die Geschwister. In einem späteren Stadium kann auch ein gutes Verhältnis zu einem Lehrer eine positive Rolle spielen. Aber der Hauptanteil und die Verantwortung liegen immer bei den Eltern. Falsches erzieherisches Einwirken des Vaters, z.B. das Verlangen, gegen den Protest des Kindes, in der Schule mehr Leistung zu erbringen, fordert beim Kind oft Minderleistungen, sogar Neurosen oder Geisteskrankheiten (Hebephrenie) heraus. Zeigt das Kind eine Minderleistung in der Schule, so kann man schon annehmen, dass die elterliche Erziehung nicht optimal ist.

Oft kann man erleben, dass das Kind genau diejenigen Nöte zum Angelpunkt seiner Verunreifung macht, mit deren Bejahung und Lösung schon die Eltern Schwierigkeiten hatten. Das Verhalten der Kinder wird manchmal zum dauerhaften Zerrspiegel des Verhaltens ihrer Eltern, obwohl sie zunehmend ihre ganz persönlichen Eigenheiten entwickeln sollten.

Manchmal findet man in einer Familie über mehrere Generationen hinweg das Auftreten sehr starker Erziehungsschwierigkeiten, z.B. in der außergewöhnlichen Konfliktbildung zwischen Vätern und Söhnen. Auch ist bekannt, dass Menschen, die in Ehen aufgewachsen sind, die zur Scheidung führten, in ihren eigenen Ehen wesentlich häufiger scheitern als andere. Ebenso mag man feststellen, dass eine Krankheit, z.B. Asthma bronchiale oder Alkoholismus, die in einer Familie "erblich" zu sein scheinen, von Generation zu Generation nur auf eines der Kinder übertragen wird, zu dem der erkrankte Elternteil eine besonders enge oder konfliktreiche Beziehung hat.

Es sind sehr viel weniger Krankheiten und Persönlichkeitsmerkmale erblich, als allgemein angenommen werden. Außerdem ist aus der Genforschung nur allzu bekannt, dass ein Mensch mit kranken Genen zur Welt kommen kann, dies aber in kaum merklichen Ausmaß an ihm festzustellen ist. Andererseits werden mehr erblich bedingte Krankheiten gesehen oder vermutet, als überhaupt angezeigt sind, z.B. bei den sogenannten "endogenen" Depressionen. *Die Verursachung gleicher seelischer Krankheiten innerhalb einer Familie wird durch die Wiederholung der gleichen Konstellation ihrer Mitglieder zueinander über verschiedene Generationen hinweg bedingt, da die Kinder meist das Verhalten ihrer Eltern in ihrem späteren Erwachsenendasein unterbewusst übernehmen.*

Welcher Hilfe bedarf ein unreifer Mensch zu seiner Nachreifung? Er benötigt zunächst einen anderen Menschen, der bei ihm das

nachholt, was seine Eltern versäumt haben, einen Menschen, *der ihm mit Liebe zur Selbstliebe verhilft, und der ihn aus der Abhängigkeit in die Unabhängigkeit entlässt.*
Die *mangelnde Selbstliebe* ist ein Grundproblem der neurotisch Kranken. Ein Mensch, der sich ausreichend geliebt fühlt, schon weil er sich selbst liebt, kann grundsätzlich seine auftretenden Nöte bewältigen. Außerdem lehrt uns die Erfahrung, dass er aufgrund seiner Ausstrahlung als "reifer" Mensch Nöte gelöst bekommt, ohne dass er auch nur den Mund aufzumachen braucht und darum bitten müsste. Wie er Liebe auslöst - nämlich indem er sie für alle unmerklich verschenkt - ist das Entscheidende.

Partnerschaften

Ein unreifer Mensch überfordert mit seiner Sehnsucht nach Liebe und Hilfe fast immer seinen Partner, an den sie gerichtet ist. Der Grund dafür ist, dass ein unreifer Mensch meist nicht den Mut aufbringt, sich an einen wesentlich reiferen Menschen zu binden, der ihm aus seinem Dilemma heraushelfen könnte.

Zum anderen ist der Grund in der Tatsache zu suchen, dass sich reifere Menschen nicht mit einem deutlich unreiferen Partner belasten wollen. Dieses Faktum spiegelt sich in dem Satz Goethes wider:" Es prüfe, wer sich ewig bindet..." Dennoch sollten sich Reifere mit Unreiferen verbinden, der "Stärkere" mit dem "Schwächeren", schon um dem Reiferen die Möglichkeit zu geben, seine Liebesfähigkeit einzusetzen. Der Gewinn für ihn wird in einem erfüllteren Leben liegen. So gibt es, um es mit einfachen und unmissverständlichen Worten zu sagen, nichts Schöneres für den Menschen, als für einen anderen da zu sein, gebraucht und geliebt zu werden, als auch das Spiegelbild hierzu, welches Anlehnung und Gegenliebe heißt.

Zwei unreife Menschen werden sich in einer Partnerschaft notwendig gegenseitig ins Unglück bringen, während zwei reifere Menschen sich wohl mehr oder weniger anöden können oder gar im Wege stehen, weil keiner des anderen Liebe so sehr benötigt. So kommt es auch hier zu Scheidungen, besonders wenn beide im Berufsleben stehen.

Von Übel ist natürlich, wenn ein reiferer Mensch sich als Partner einen wesentlich unreiferen nimmt, und mit diesem das Verhältnis von Mutter und Sohn oder Vater und Tochter lebt. Dennoch wollen sie eine Partnerschaft wie andere auch, verbunden mit Sexualität und dem Wunsch, Kinder zu zeugen, was notwendig zu Schwierigkeiten führt. Erstens weil die Sexualität keine erfüllte sein wird, und zwar vom unreiferen Partner aus, da dieser eine Übertragung anstrebt. Außerdem führt ein solches Verhältnis zur weiteren Verunreifung des Unreiferen, sofern es der Reifere nicht versteht und es sich zum Ziel gesetzt hat, auf den anderen einzugehen und ihn nachreifen zu lassen.

In diesen Beziehungen ist es die Ausnahme, den "Schwächeren" zur eigenen "Stärke" heranzuführen. Hat ein Reiferer aber die Absicht, und gelingt es ihm, seinen Partner nachzureifen, so wird dies in der Regel zu einer guten Beziehung für das ganze Leben führen. Das Gegenteil ist jedoch häufiger, weil der Reifere befürchtet, dass der Nachgereifte ihn verlässt und sich einem ihm angemesseneren Partner zuwendet.

Der Neurotiker *will* verzweifelt ein reifer, erwachsener Mensch werden und drückt mit diesem Wollen gleichzeitig aus, dass er es *nicht* ist. Weil ihm bewusst ist, einen Nachholbedarf an Liebe zu haben, stellen alle weiteren Beziehungen des Neurosekranken konfliktreiche Wiederholungen seiner Mutter-Vater-Kind-Beziehungen dar. "Zuerst muss man mich lieben, dann sehen wir weiter." Das ist die Einstellung, die unterbewusst das ganze Leben dieses Menschen bestimmt. Und sein Bewusstsein leistet ihm dabei Beistand: es will unbedingt reif, erwachsen und unabhängig erscheinen. Dementsprechend zeigt er auch Widerstand gegen die Behandlung.

Die meisten von uns werden schon festgestellt haben, dass die arrogantesten, kühlsten und ihre Unabhängigkeit besonders betonenden Menschen sich in Wirklichkeit selbst wie die hilflosesten Kleinkinder benehmen. Unfähig, selbst zu geben, wollen sie mit ihrem Verhalten andere zum maßlosen Geben zwingen. Je mehr wir uns um sie bemühen, desto kühler werden sie oft. Ihre Beziehung zu einem Partner erlebt selten eine gewisse Tiefe. Wenn sie sich wider Erwarten doch "unsterblich" verlieben, so nur dann, wenn diese Liebe für sie eine Not darstellt, unter der sie leiden dürfen. Ihre "große Liebe" ist dann ihrerseits unnahbar und erinnert oft an den unreifen und liebesarmen Elternteil. Denn in einer solchen Konstellation kann dieser Mensch seinen zweifelhaften Willen zur Reife fallenlassen und auf wesentlich direkterem Weg seine Liebesforderung stellen.

Schwierigkeiten mit dem Lebenspartner resultieren meist aus nicht aufgearbeiteten Schwierigkeiten mit einem oder beiden Elternteilen. Diese Schwierigkeiten wiederholen sich in der Partnerschaft. Sie wurden mit den Eltern nicht gelöst, und der Partner besitzt meist nicht die erforderliche Reife und Selbstlosigkeit, dieses "Kind" zu "adoptieren" und großzuziehen.

Sicherlich geben die meisten Neurosepatienten zunächst an, sie hätten weniger Schwierigkeiten mit ihrem Partner oder irgendeiner anderen Person, als mehr mit sich selbst, oder mit ihrer Schlaflosigkeit, mit ihrer Arbeitsunlust, mit ihrer Traurigkeit. Entweder klagen sie sich direkt an, oder stellen sich gleichsam neben sich selbst und entrüsten sich über einen Körper- oder Seelenteil, so als seien gar nicht sie selbst krank, sondern nur so ein "dummes Teil" von ihnen.

Weil Grübeleien für nicht wichtig, nicht zu unterbinden und nicht krankmachend angesehen werden, wird die Hilferuf-Funktion des Leidens verdrängt vorliegen. Wie stark die Verdrängung ist kann man in Fällen beobachten, in welchen der Patient schildert, wie sehr er seinen *Partner* durch die Krankheit *belastet*. Besonders bei Anfallsleiden, wie dem Asthma, kommt dieses Phänomen zum Tragen. Der Patient bekommt seine, den Partner weckenden, Anfälle vorwiegend in der späten Nacht und möchte ihn eigentlich nicht wecken, "weil dieser doch am nächsten Tag arbeiten muss". Hier wird der Partner eindeutig gefordert, was für diesen eine Überforderung seiner Liebesfähigkeit darstellt. Gerade weil der Patient die "Belästigung" des Partners am Tage gut verdrängt und verneint, zwingt ihn das nächtliche Geschehen, den Partner "ungewollt" in Anspruch zu nehmen.

Deutlich wird die subtile Erpressung auch bei Depressiven, die ihren Partner vor zwei Alternativen gleichzeitig stellen, die in jedem Falle von ihm Liebe fordern: "Ach, geh Du nur zu Deinem Kegelabend und amüsiere Dich etwas." Und bedankt sich dabei im Geiste. Außerdem sagt er vielleicht: "Du musst ja auch mal Dein Vergnügen haben" und erhofft sich für sich: "Damit du wieder liebevoll für mich dasein kannst". Beide Entscheidungen des Partners, Bleiben oder Gehen, werden auf Widerspruch stoßen und Schuldgefühle auf beiden Seiten erzeugen, sich falsch verhalten zu haben.

Für einen Psychotherapeuten gibt es viele Möglichkeiten, schnell zu erfassen, an wen sich das vorhandene Leiden, die künstliche Not, wendet. Wesentlich ist, darauf zu achten, *mit wem* der Patient das erste Mal in die Sprechstunde kommt, wie er sich im Vergleich mit dieser Person kleidet, sich bewegt und äußert. Möglicherweise lässt er diese Person für sich antworten, schaut fragend zu ihr hin oder schämt sich ihr gegenüber.

Besonders Menschen, die sich ihre Liebesforderungen nicht auszusprechen trauen, weil sie (nicht ganz zu Unrecht) mit Ablehnung von der anderen Seite rechnen, lassen mehr und mehr ihren kranken Körper oder ein "auffallendes" Verhalten für sich sprechen. So halten es z.B. gerne Menschen, die im Gesicht Ticks zeigen, wobei es sich um Zuckungen, wie etwa um Blinzeln mit den Augen handelt, oder auch um ständiges Schulterzucken. Oft kann man beobachten, dass besonders Männer so tun, als würde ihnen der Kragen nicht passen.

Eine Patientin, die eine lesbische Freundin hatte, lief dauernd mit einer Krücke herum und winkelte ihr gesundes rechtes Bein im Knie bis auf 90 Grad an. Natürlich war es ihr nur darum zu tun, die jüngere Partnerin durch ihre Hilflosigkeit an sich zu binden. Man nennt das einen psychogenen Haltungsfehler.

Warum werden Schwierigkeiten getarnt, auf andere Menschen verschoben und verneint? Warum kommt es überhaupt zu diesen Schwierigkeiten mit den Eltern oder den Ersatz-Eltern? Und warum werden diese nicht gelöst? Die Antwort darauf lautet: Weil man dadurch vermeintlich Liebe fordern kann, von wem auch immer. So ist es für den Neurosekranken eigentlich nie von besonderem Interesse und wird sogar vor den Mitmenschen inklusive Therapeuten geheimgehalten, wenn, wann und warum es ihm gut geht. *Man soll sich um ihn als Kranken, nicht als Gesunden bemühen.* Und gerade bei unreifen Eltern, die nichts von sich aus geben und beim Geben nur ans Nehmen denken, ist dies für das Kind die Methode der Wahl.

Manche Eltern sehen in ihren eigenen Kindern Vater- oder Mutterfiguren! Besonders Mütter übertragen gerne auf ihre Söhne, sind diese einmal erwachsen, die Rolle ihres fürsorglichen Vaters. Aber auch schon während der gesamten Erziehung zeigen sie durch übermäßige Verwöhnung der Söhne ihre Tendenz an, diese wie den Vater zu lieben (und damit mehr als ihren Ehemann). Ein besonders krasses Ergebnis dieser Fehlhaltung liegt vor, wenn die Söhne die Vaterrolle so sehr übernehmen, dass sie ihre Mutter schlagen oder aber, dass sie um die Mutter zu "schützen", ihrem Vater gegenüber handgreiflich werden. Dabei kann es sogar zum Totschlag kommen.

Geschlecht, Alter, Aussehen, Beruf, Persönlichkeit müssen bei dieser sogenannten "Übertragung" von Eltern auf andere Vater- oder Mutterfiguren keine Rolle spielen, tun es aber in der Regel. Oft erleben wir, dass sich eine junge Frau in einen älteren Mann verliebt, der die gleichen Gesichtszüge und die gleiche Figur wie ihr Vater hat. Abgesehen davon ähneln sich auch die Persönlichkeit und das Berufsfeld. Besonders eindeutig wird die Vaterübertragung, wenn mehrere Beziehungen dieser Frau nacheinander an den gleichen Konflikten scheitern, und ihre Männer im Grunde alle dem gleichen Typus entsprechen. Es handelt sich dabei meist um unreife Männer.

Wir alle werden niemals vollständig reif und unabhängig

Der Mensch kann die vollkommene Reife, die endgültige Lösung aller seiner Nöte, die totale Unabhängigkeit erst im Moment des Todes erreichen. So müsste der Tod für uns etwas Positives und Erstrebenswertes darstellen. Tatsächlich fürchten die meisten Menschen den Tod, der Neurotiker jedoch fürchtet nichts so sehr wie den Tod.

Der Tod zeigt wie die Liebe zwei Gesichter, die des Nehmenden und die des Gebenden. So, wie Liebe als etwas angesehen wird, das einem geschenkt wird, und das man annimmt, so kann auch das Leben als etwas angesehen werden, welches man (im wahrsten

Sinne des Wortes) annimmt, nämlich von Mutter und Vater. Es gibt aber auch die Möglichkeit, in eine andere Richtung zu schauen, und sein Leben als etwas anzusehen, das man gibt (Hingabe) - und zwar gibt man es seinen Mitmenschen, der Natur oder Gott. Es bestehen zwei Auffassungen gegenüber dem Tod: den Tod als Realität des Lebens anzunehmen oder ihn ängstlich zu verneinen, und sich damit Notvorstellungen zu erzeugen. Der positiv lebende Mensch stirbt nur einen Tod, der negativ lebende Mensch stirbt bereits zu Lebzeiten tausend Tode.

Angst kann man nur vor etwas haben, das man schon kennt. Das hängt mit der natürlichen Aufgabe der Angst zusammen, die in einer Warnung und Alarmierung des Organismus vor einer Bedrohung besteht. Einer Angst liegen schmerzhafte oder unangenehme Erfahrungen zugrunde. Es ist für den lebensängstlichen und liebessüchtigen Menschen allerdings weniger von Bedeutung, ob diese Erfahrungen mit der augenblicklichen Situation etwas Gemeinsames haben oder nicht. Wichtig ist: er vergleicht möglichst alles mit unangenehmen Erfahrungen.

Ein Mensch, der Angst hat, schaut in Wirklichkeit immer nur zurück und projiziert die ängstliche Vorstellung in die Zukunft. Von den Menschen, denen nach einem "klinischen" Tod doch noch einmal das Leben geschenkt wurde, bekommen wir oft folgendes berichtet: sie erlebten den Tod als etwas Schönes, bejahten ihn und ließen alle angenehmen Erlebnisse ihres Lebens Revue passieren. Sie erlebten also, wenigstens in diesem Moment, zu ihrer Vergangenheit ein versöhntes Verhältnis und schauten nach vorn. Sie grübelten nicht mehr, bejahten alles Vergangene und spürten keine Angst. Denn der Scheintote freut sich sehr darüber wieder am Leben zu sein, dass er sein ganzes Leben in diesem Augenblick bejaht. Trotzdem wirkt dieses starke Erleben auf einen neurotisch kranken

Menschen nicht so stark ein, dass es seine neurotische Fehlhaltung ändern könnte. Dazu bedarf es eben der *Nachreifung*.

Nachreifung als das eigentliche Ziel von Psychotherapie

Der erwachsene Mensch "macht" sich, spielt eine Rolle, er stellt sich dar. Wenn er neurotisch krank ist, stellt er sich als Kranken dar, um seine Mitmenschen zur Liebesgebung zu zwingen. Oder er stellt sich in seinem Verhalten als "exotisch" dar, um seine Umwelt zur Aufmerksamkeit und Zuwendung zu veranlassen. Er erreicht jedoch damit nur seine weitere Vereinsamung, denn seine Mitmenschen werden in ihm - im besten Falle - nur den Hilfsbedürftigen erkennen, und ihre Zuwendung wird Unterstützung, nicht jedoch echte Liebe sein.

Erst wenn ein Mensch seine Nachreifung zumindest hat fortschreiten lassen, kann er mit Liebe rechnen. Und er wird gelernt haben sich anzunehmen, sich die Liebe zu schenken, seine Nöte selbständig lösen zu können. Dazu muss er seine Unreife überwunden haben, und zu diesem Ziel wird ihn eine Therapie wie die Psychoregulation auch führen.

Biographische Notizen zu Dr. Otto Stummer

Biographischer Kurzabriss

25.12.1914: geboren in Wörgl / Tirol

1928 -1931: Ausbildung als Maschinenschlosser
1937 -1940: Medizinstudium bis zum 7. Semester in Innsbruck und Wien
1940 -1943: Russlandfeldzug, in Stalingrad als Hilfsarzt eingesetzt
1944 -1945: Abschluss des Medizinstudiums in Innsbruck
1945 -1950: Facharztausbildung zum Arzt für Neurologie und Psychiatrie

Innsbruck:
- Universitätsnervenklinik

Wien, an den Universitätskliniken:
- Nervenheilanstalt "Rosenhügel"
- Maria-Theresien-Schlößel
- Wilhelmsspital
- Kloster Neuburg bei Wien

1950 -1955, weitere Stationen:
- Bern / Schweiz
- Heerlen / Holland
- Loewen /Belgien
- Zürich / Schweiz
- Köln / Deutschland

1955 -1956: Praktizierender Nervenarzt und Psychotherapeut in eigener Praxis in Düsseldorf
1956 -1970: Eigene Privatklinik in Düsseldorf
1970 -1975: Mit 7-köpfiger Familie Auswanderung nach Vancouver / Kanada und Bloemfontain / Südafrika
1977 -1994: Praktizierender Nervenarzt und Psychotherapeut in eigener Praxis in München

07.04.1996: verstorben

Autobiographisches Schreiben an die Verlagsredaktion (ca. 1990)[2]

Ich komme aus einer kinderreichen Familie und habe mit 10 Jahren in der ersten Klasse Gymnasium zweimal versagt. Aus diesem Grunde kam ich wieder zurück zu meinen alten Mitschülern der Volksschule. Mit 13 1/2 Jahren war für mich die Grundschule beendet, und ich suchte mir selbst eine Lehrstelle, die 400 km von meinem Heimatort Innsbruck entfernt in Linz an der Donau war, und zwar als Maschinenschlosser bei der Bundesbahn-Hauptwerkstätte. Ich war in einem Lehrlingsheim untergebracht, in dem auch Studenten wohnten.

---

[2] Dieses Schreiben fand sich neben einem ausgefüllten Standard-Autorenfragebogen im Nachlass von Otto Stummer. Es ist nicht bekannt, dass Stummer jemals sein Buchmanuskript oder Teile daraus zur Veröffentlichung an einen Verlag gesandt hat. Im Nachlass befanden sich auch sehr viele Briefe von Patienten. Das Schreiben war oft Teil der Therapie. Stummer hatte bereits Briefe ausgewählt und zusammengestellt. Textauszüge aus diesen Briefen stehen am Ende des Buches (S. 223).

Weil ich das Gefühl hatte, den Studenten überlegen zu sein, versuchte ich nach Beendigung der Lehre das Abitur nachzuholen. Damals war das durch die neugeschaffene Arbeitermittelschule möglich. Bei gleichzeitiger Arbeit als Maschinenschlosser, legte ich im Jahre 1937 das Abitur an einem Realgymnasium ab. Ich hatte Latein und Englisch als Sprachfächer. Meine Vorgesetzten wollten, dass ich Elektro-Lokführer werden sollte, als der man, trotz der damaligen Wirtschaftskrise, gute Aussichten hatte, gut hätte leben können. Ich verzichtete aber darauf und begann in Innsbruck das Medizinstudium.

Um meinen Unterhalt bestreiten zu können, verrichtete ich die Arbeit eines Nachtportiers in einem Hotel. Nachdem der Krieg ausbrach, schloss die Universität in Innsbruck, und ich ging daraufhin nach Wien, wo ich bis zum 7. Semester das Studium hinter mich brachte. Während der Studienzeit arbeitete ich als Erzieher an der technischen Hochschule.

Dann wurde ich im Jahre 1940 zum Militär eingezogen, und ich hatte von Anfang an den Russlandfeldzug mitzumachen. Bei Stalingrad wurde ich als Hilfsarzt eingesetzt, bis ich im November 1943 verwundet und in Panzerbegleitung aus dem Kessel herausgebracht wurde und in die Heimat kam. Ich wurde mit dem Infanteriesturmabzeichen in Silber und mit dem EKII ausgezeichnet. Nach Lazarettaufenthalten konnte ich das Medizinstudium fortsetzen und wurde mit Kriegsende damit fertig.

Hernach arbeitete ich ein Jahr lang an der Universitäts-Nervenklinik in Innsbruck, wo ich meine psychotherapeutischen Talente erkannte und deshalb nach Wien zu Herr Prof. Dr. Stransky zur Universitäts-Nervenklinik "Rosenhügel" ging. Hier fand ich nach etwa einem Jahr heraus, dass die meisten Krankheiten aus der Angst entstehen, ja, dass es selbst bei Infektionskrankheiten nur darauf ankommt, mit welchem Boden es der Virus oder das Bakterium zu tun hat. Ich entdeckte damals, dass eine Angst immer so heftig auftritt, wie man eine Not heftig verneint. Es kommt dabei nicht auf die Not an, sondern nur auf das "Nein" zur selben Not. Dies macht den Unterschied von einer Person zur anderen aus. Ich kam dahinter, dass der Erwachsene das Geburtsgeschenk des "Nein"-Mechanismus durch die Natur, das er über die damit erzeugte Angst zur Liebesbeschaffung braucht, wie Hunger und Schmerz, weil er "Ja" noch nicht sagen kann und die Not nicht zu lösen vermag, missbraucht, indem er grübelt oder die Erlebnisse schwerer nimmt als sie sind. Er schafft sich damit Angst in der Absicht, wieder, wie ein Baby, Liebe von Mutter, Vater oder deren Ersatzpersonen zu erhalten.

Liebe definierte ich nur als einen Akt des Lösens einer Not; eine andere Liebesdefinition konnte ich nicht gelten lassen. Die Liebe stellte ich als das höchste hin und die Angst als das wichtigste. Ohne Liebe kann der Mensch notdürftig leben, aber die abnorme Angst lähmt und tötet den Menschen je nach Stärke ihres Auftretens. Ich kam zur Überzeugung, dass die Angst über ihre Adrenalinausscheidung körperliche Schäden psychosomatischer Natur verursacht.

Vor einem Jahr erst fand ich in einem Buch: "Geschichte der Melancholiebehandlung von den Anfängen bis 1900"[3], dass die "Alten" bereits nach dieser, meiner Vorstellung ihre ärztliche Kunst durchführten nach dem Grundsatz:

> "Wenn Angst und Traurigkeit lange andauern, so handelt es sich um einen melancholischen Zustand. Hier erscheint die schwarze Galle, jene zähflüssige, geheimnisvolle, zernagen-

---

[3] von Jean Starobinski, Erstausgabe 1960

de Substanz, auf welche die Grundbedeutung von 'Melancholie' hinzielt. Gemeint ist ein natürlicher Körpersaft, wie das Blut, wie die gelbe Galle, wie der Schleim. Sie kann, ebensogut wie die anderen Körpersäfte, im Übermaß vorhanden sein, sich von ihrem natürlichen Sitz verlagern, sich entzünden, sich zersetzen. Daraus entspringen ganz verschiedenartige Krankheiten: Epilepsie, Tobsucht, Niedergeschlagenheit, Hautverletzungen usw. Der Zustand, den wir heute als Melancholie bezeichnen, ist nur eine der zahlreichen Ausdrucksformen der krankhaft entarteten schwarzen Galle, wenn ihr Überhandnehmen oder ihre Qualitätsveränderung das Gleichgewicht (die Isonomie) der Säfte stört."

Unter Melancholia verstand man früher das, was wir heute psychosomatische Erkrankungen nennen. Alle Organe waren miteinbezogen, auch das Hirn, woraus die psychiatrischen Krankheiten abzuleiten sind.

Die Natur maßregelt den Menschen mit Blutentzug, so sehr er mit "Nein" zu seiner Not Angst erzeugt, und zwar durch die Adrenalinsekretion und folgende Gefäßspasmus am Punkt des geringsten Widerstandes im Körper. Wo kein Blut ist, ist kein Leben, und der Mensch krankt zumindest an. Für die abnorme Angst aber, ist jeder selbst verantwortlich.

Der Zufall oder das Geschick wollte es, dass mir damals der Chef, Herr Prof. Stransky, - es war bereits im Jahre 1947 - einen unstillbaren Erbrecher überantwortete, bei dem es mir gelungen ist, nachdem ich feststellte, dass es bei ihm durch Verneinung zum Zwangserbrechen kam, was ihm den sicheren Tod bedeutete, ihn mit Bejahung zu heilen. In einem der beiden beiliegenden Artikel, von Frau Nölle geschrieben und unter der Überschrift: "Asthma ist heilbar"[4], wird dieser Fall aufgezeigt. Ich erkannte dabei, dass die beiden

[4] Vermutlich in der Zeitschrift Gala in den 1990er Jahren.

Wörtchen "nein" und "ja" in Verbindung zu erlebten Nöten in Hinsicht auf Beglückung oder Unglück des Menschen von größter Bedeutung waren, und ich baute darauf eine neue Therapie auf.

Weil ich bei meinen Patienten einen ungeheuren Widerstand erfuhr, schwor ich mir, nichts zu veröffentlichen, bis ich die Therapie so gut entwickelt habe, dass sie zwingend wird. Ich musste natürlich die Therapie damals öffentlich durchführen, so dass ich dabei beobachtet werden konnte. Dies nützte ein Wiener Arzt, der 10 Jahre vorher schon einen ähnlichen Gedanken hatte, ihn aber nicht zu nutzen wusste, aus. Er veröffentlichte meine Therapieform, und ich war als Urheber ausgeschaltet. Er besuchte daraufhin an die 300 Universitäten und Kliniken in der ganzen Welt mit meiner Erkenntnis, und er machte sich damit einen Namen und eine Klinik in San Diego (Kalifornien). Später machte ihm Wolpe, der die Verhaltenstherapie in Amerika fand, den Vorwurf des Plagiats. Tatsächlich hat die Wolpe'sche Verhaltenstherapie, die heute in den USA führend ist, ähnliche Züge, aber es fehlt die Tiefe und die Höhe.

Nach Beendigung meiner Ausbildung in Wien, an der größten Klinik für neurotische und psychosomatische Erkrankungen, ging ich an die Universitäts-Klinik in Bern und lernte dort Herrn Prof. Klaesi kennen, den Autor der Heilschlafbehandlung und der Arbeitstherapie. Nach 1-jähriger dortiger Tätigkeit nahm ich eine Stelle in Louvain an der Universitäts-Nervenklinik an und von dort aus eine solche an einer Privatklinik in Zürich (Kilchberg). Im Anschluss daran ging ich nach Köln zu Herrn Prof. Dr. Scheid, der mir die Stelle als wissenschaftlicher Assistent in Düsseldorf verschaffte. Weil mir die wissenschaftliche Laufbahn an der Universität nicht behagte, eröffnete ich in Düsseldorf eine psychotherapeutische Praxis im Jahre 1955, und ich wurde deshalb viel verhöhnt und verlacht, weil Psychotherapie damals noch in der Öffentlichkeit als Scharlatanerie galt. Vom ersten Arzthonorar wurde mir von der KV

30 % abgezogen, weil ich angeblich zuviel Psychotherapie machte. Daraufhin eröffnete ich eine Privatklinik im Jahre 1956, die von mir nur psychotherapeutisch geführt wurde. Hier konnte ich meine Therapie ausbauen. Nach 14 Jahren privatklinischer Zeit, in der ich nebenbei von Anfang an, nämlich von 1962 an, psychotherapeutisch innerhalb des Gutachterverfahrens für die Krankenkassen arbeitete, übergab ich meine Klinik einem anderen Kollegen, weil ich mich gezwungen sah, mit meiner 7-köpfigen Familie das Land zu verlassen, nachdem mich die Herren Gutachter sprich Psychoanalytiker unter Hinweis darauf, dass meine Therapie nicht den Vorschriften entspreche, aus der Psychotherapie herausgeworfen haben.

Weil das damals den Kassen bekannt wurde, schickte mir die Barmer Ersatzkasse, Hauptstelle in Wuppertal-Elberfeld, spontan eine Liste von 110 ehemaligen Patienten, namentlich vermerkt, zu, und sie forderte mich telefonisch auf, beim Sozialgericht gegen diese Maßnahme vorzugehen. Man sagte mir damals zu, sich für mich zu verwenden, weil die von mir behandelten Patienten nach meiner Behandlung nie mehr zu einem anderen Arzt gingen und zur Zufriedenheit geheilt wurden. Als die Auswanderung schon perfekt und alles vorbereitet war, erreichte mich noch eine Rehabilitierung, d. h. der Präsident der Medizinischen Akademie am Innenministerium in Düsseldorf wandte sich für mich an den Landesrat Müller, der damals alle Universitätskliniken und Kliniken in Rheinland-Westfalen unter sich hatte. Dieser rief mich eines Tages an, ob ich den Lehrstuhl für Psychotherapie an der Universität übernehmen würde. Ich lehnte damals ab und wanderte mit meiner Familie nach Kanada aus.

In Vancouver kauften wir ein Haus, aber ich war nicht genügend vorbereitet auf die englische Mentalität, die Deutsche sicher nicht bevorzugten. Die Einladung durch einen Professor in Victoria klappte nicht, und als ich mich an den Univ.-Klinikchef, Herrn Prof.

Knoblauch in Vancouver wenden musste, bekam ich das erst recht zu spüren. Ich wandte mich daraufhin an den Regierungspräsidenten, und dieser verwies mich wieder an Herrn Prof. Knoblauch. So blieb mir nichts anderes übrig, als mich mit Hilfe der Universitätsbibliothek wissenschaftlich weiterzuschulen, bis ich es 5 Jahre später vorzog, mit meiner Familie nach Südafrika auszuwandern.

In Bloemfontain fand ich einen deutschen Professor, der mich förderte und mir eine Abteilung gab und mich mit meiner Therapie arbeiten ließ. Ich konnte damals nicht nur psychosomatische, sondern auch schizophrene und melancholische Patienten mit Hilfe meiner Therapie heilen. Leider brach in Südafrika der Krieg mit Angola aus, wobei es Tote gab und niemand wusste, wohin das führen würde. Ich sah mich deshalb gezwungen, wieder nach Deutschland zurückzugehen. Hier ließ ich mich in München nieder, wo die Kassenärztliche Vereinigung Bayerns von mir den Berechtigungsnachweis, Psychotherapie ausüben zu dürfen, forderte. Sie schrieb nach Düsseldorf, und die dortige Kassenärztliche Vereinigung stellte mir die Bescheinigung aus, dass ich schon immer als Psychotherapeut tätig gewesen sei. So konnte ich ungehindert als Psychotherapeut wieder arbeiten.

Die Anträge für das Gutachterverfahren musste ich immer so schreiben, als würde ich den Anforderungen der Vorschriften für die Psychotherapie genügen. Es widersprach meinem Innersten, dass ich als erfahrener Psychotherapeut, als der ich allein den Patienten untersuchte und persönlich kennenlernte, ihn schriftlich einem Gutachter vorstellen muss, der mir oft lange nicht die Hand reichen kann, weil psychoanalytisch verbildet, und darüber hinaus, dass ich von den Gutachtern abschlägige Antworten bekam. So z. B. bei einer asthmakranken Patientin, die ich nach 38jähriger, cortisonabhängiger Asthmazeit beinahe sofort anfallfrei bekommen konnte, und zwar zu dem Zeitpunkt, als ich den Antrag schrieb, bekam ich von einem Kölner Kollegen folgende Antwort:

> "Eine Behandlung nach Ziffer 861 (wie beantragt) Kurztherapie hat hier keinerlei Aussicht auf Erfolg. Nach Ziffer 2.2. der Richtlinien kann ich den Antrag deswegen nicht befürworten. Zudem ist die Psychodynamik in einer ungewöhnlichen Diktion abgefasst, die sich in die übliche Neurosenpsychologie nicht einordnen lässt. Es ist deshalb anzunehmen, dass der Behandler auch eine Therapie durchführen will, die nicht unter die Richtlinien fällt."

Auch ein anderer Gutachter schreibt: "Es liegt eine schwer chronifizierte Symptomatik im Sinne von § 2.1b vor." Aus diesem Grunde könne die Therapie nicht durchgeführt werden.

Bei dieser Patientin handelt es sich um eine Frau ..., geb. ..., wohnhaft ..., Tel.: ...[5] Sie ist jetzt 5 Jahre nach der damals erfolgreichen Behandlung immer noch anfallsfrei und erfreut sich ihrer Gesundheit. Sie tat übrigens auch den Ausspruch: "Ich wurde von Ihrer Kollegin 6 Jahre lang desensibilisiert, aber leider ohne Erfolg. Hätte ich Sie nicht gefunden, dann hätte sie mich vielleicht bis zu meinem Tode behandelt." Auf diese Art und Weise konnte ich mehrere Patienten, die mir am Herzen lagen und schwer litten, nicht weiter behandeln, weil die Behandlung von solchen Gutachtern abgelehnt wurde.

Heute schreiben auch andere Ärzte, wie sich herumspricht, die gestellten Anträge gutachtergefällig, und sie kommen durch. Als ich nach München kam, warnte mich ein Psychoanalytiker, Anträge mit tiefenpsychologisch fundierter Psychotherapie zu stellen, wobei diese nur mit 50 Sitzungen genehmigt werden können. Ich solle

---

[5] Dieser Fall wird unter dem Pseudonym Luise D. auf den Seiten 182-184 vorgestellt.

doch immer nur um eine analytische Therapie bitten, die mit 80 Sitzungen beginnt und oft jahrelang verlängert wird. Die Analyse würde von den Gutachtern fast immer bewilligt werden; die Kurztherapie nach Ziffer 861 nicht.

Ich habe aber seit dem Jahre 1962 kein einziges Mal mehr als 50 und mit einer Verlängerung von 30 Sitzungen - insgesamt 80 Sitzungen - benötigt, wobei ich viele Patienten mit 30 - 40 Sitzungen als geheilt aus der Behandlung entlassen konnte. Als Anlage finden Sie die Liste der 110 von mir geheilten Patienten in Fotokopie, die ich allein nur für die Barmer Ersatzkasse behandelt habe (in den Jahren von 1962 - 1970). Außerdem lege ich Ihnen einen kurzen Bericht in Fotokopie aus einer Ärztezeitschrift im Jahre 1977 bei, in dem "Erich Fromm" zum "Spiegel" einmal sagte: "Man schätzt, dass der voll ausgebildete Psychoanalytiker in 30 Berufsjahren nur 30 Patienten heilt, während 30 weitere als Misserfolge verbucht werden."

Diesen Missstand hoffe ich mit meiner Therapie gebührend aufdecken zu können, sobald ich die Gelegenheit dazu habe. Mit der von mir entwickelten Therapie, innerhalb der ich zu mehreren Behandlungstechniken gefunden habe, war ich in den letzten Jahren in der Lage, schwere, ja oft schwerste Fälle von psychosomatischen Zuständen geradezu mit Schlüsselwirkung zu heilen.

Wenn ich beiliegend ein Exposé über das Asthma bronchiale Ihnen zuschicke, dann deshalb, weil es sich hierbei um eine Erkrankung handelt, die kein anderer Psychotherapeut, Psychologe, Naturheilkundler oder der Pulmologe imstande ist zu heilen. Bei keinem anderen krankhaften Zustand gelingt es mir so gut, die Brauchbarkeit meiner Therapie zu beweisen. Ich bin aber überzeugt, dass ich gerade beim Massenmörder Nr. 2, dem Herzinfarkt, es mit meiner Therapie fertigbringe, dass kein zweiter, dritter oder weiterer zu folgen braucht, weil die Angst, mit der er den ersten Herzinfarkt bekommen hat, auch den zweiten, dritten, vierten, ja sogar den Tod zur Folge haben kann. Diese Angst nehme ich dem Herzinfarktkandidaten.

Freilich liegt mir auch sehr viel daran, prophylaktisch etwas zu tun, und ich werde darüber schreiben, sobald ich die Gelegenheit dazu bekommen werde.

Außerdem habe ich die Absicht, einen Stab von Ärzten auszubilden, die meine Therapie verbreiten sollen. Die Menschen werden dabei am meisten gewinnen, die pharmazeutische Industrie am meisten verlieren. Ich brauche kaum Psychopharmaka und wenig andere Medikamente, um zu heilen, ja, sie hemmen sogar den Heilerfolg. Ich bitte Sie, die Asthmatiker, die auf den letzten zwei Seiten des Exposés aufgeführt sind, wirklich anzurufen; sie werden begeistert und überzeugend Auskunft geben, dass ich sie geheilt habe, und dass sie seither - bei manchen schon seit 4 - 5 Jahren - keinen Rückfall mehr erlitten haben, weil sie die Behandlungstechnik in Hände und eingeschärft bekommen haben, sie weiterhin zu üben.

Jede Angst, die der Mensch erlebt, wird zur Besessenheit; sie kann nur wachsen, kleiner werden kann sie nicht mehr. Was der Mensch aber kann, das ist, er kann sie bewältigen, aber nicht psychoanalytisch. Dabei wird nur vieles aufgewühlt, aber nichts bewältigt. Bewältigt wird jede Not und die damit verbundene Angst durch Bejahung dadurch, dass der Mensch sie ruhen lässt; wenn die Not also der Vergangenheit angehört.

Mit meiner Therapie habe ich sogar eine Geburtshilfe aufgestellt, die ich bei Herrn Prof. ... in Tübingen mehrere Wochen lang durchführen durfte. Die Gebärenden bekamen dort Noten. Meine Gebärenden hatten immer die Noten "1" und "2". Sie müssen den Wehenschmerz bejahen aus Liebe für ihr Kind. Durch das Schreien, Brüllen und "Neinsagen" schließt sich die Gebärmutter, und sie öffnet sich nicht. Der Dank von der Natur her war ihnen sicher. Kamen die Wehen, dann bejahten sie sie, und zwischendurch konnten sie schlafen und sich erholen. Diese Therapie ist ebenfalls fertig und wird auch veröffentlicht, sobald ich die Möglichkeit dazu habe.

Ein Psychotherapeut ist ein Stundenlöhner und kann keine Zeit für wissenschaftliche Arbeiten finden. So bin ich dann zum großen Sammler geworden, und ich freue mich schon auf die Zeit, wo ich Gelegenheit habe, mein Gedankengut niederzuschreiben. Ich bin deshalb so ausführlich geworden, weil Sie sicher wissen wollen, mit wem Sie es zu tun haben.

Drei meiner fünf Kinder studieren Medizin und zwei besuchen das Gymnasium.

"Durch diese Behandlung dämmerte mir allmählich die Erkenntnis, dass man stets vor die Wahl gestellt ist, Hammer oder Amboss sein zu wollen... Durch die Behandlung besserte sich nicht nur die seelische Grundhaltung, sondern auch ein Reihe von körperlichen Beschwerden..." Patientin mit Depression und Herz-Kreislaufstörungen

"Heute bin ich frei von jeder Angst, und die körperlichen Beschwerden haben sich vollkommen verloren. Ich sehe das Ganze als einen fast nicht zu begreifenden phänomenalen Erfolg an, den ich nur der Psychoregulation zuzuschreiben habe." Patient, leitender Angestellter, mit schweren Angstzuständen

"Ich nehme keine Tabletten mehr, brauche auch keine mehr zum Schlafen... Ihre Therapie hat es bewiesen, dass man, die richtige Behandlung vorausgesetzt, seelische Leiden, gleich welcher Art, heilen kann, ohne jede Tablette." Neurosepatient mit Schlaf- und Potenzstörungen und multiplen organischen Funktionsstörungen

"Durch Ihre Hilfe hatten wir, genauso wie unsere Tochter, einen wunderbaren Sommer. Es war wie ein Wunder...! Die Alkoholabstinenz und die große Veränderung meines Mannes beinhaltet jetzt unser Leben. Er ist so gesund, vital und voll Unternehmenslust..." Gattin eines therapierten Alkoholikers

"Ich war 33 Jahre alt, seelisch und körperlich am Ende. Jeder Morgen war eine neue Qual, fast jede Nacht schlaflos. Meine drei Kinder...empfand ich nur als Belastung... Ich kann sagen, lieber Dr. Stummer, dass ich damals durch die Therapie ein glücklicher Mensch geworden bin." Patientin mit psychosomatischen Beschwerden